大展好書　好書大展
品嘗好書　冠群可期

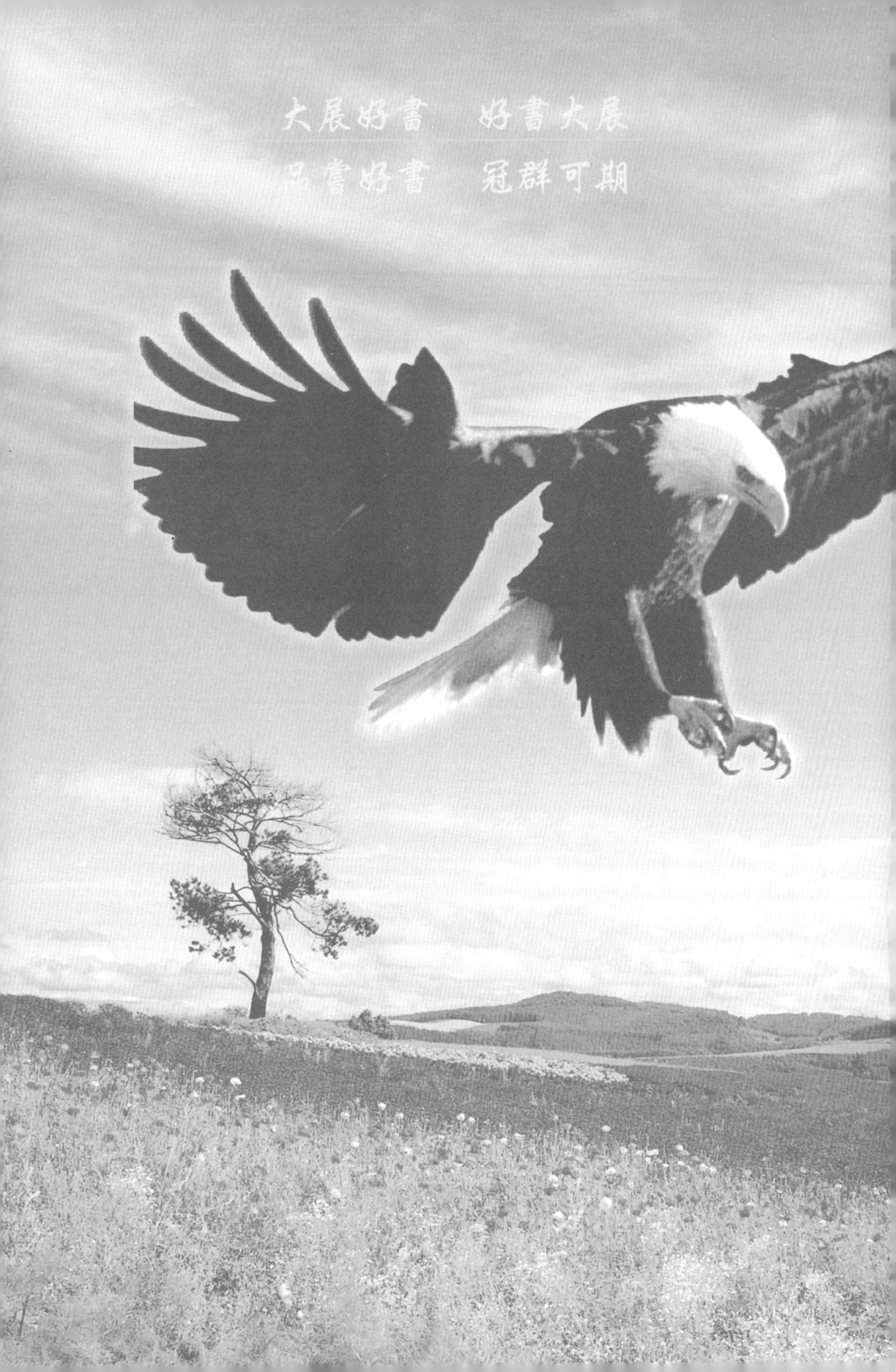
大展好書　好書大展
品嘗好書　冠群可期

健康加油站48

揉肚臍健康法

穴道研究家 永井秋夫 著
柯素娥 編譯

大展出版社有限公司

序　言

從前，為了要讓小孩注意到「若打雷時，要將肚臍蓋住」來保護身體，而肚臍等之內部正是對健康關係最重要部位，故要慎重保護之。

特別在東方醫學上肚臍正是「神闕」很重要之穴道處，從往昔就稱之為禁鍼禁灸之穴道，在肚子正中央「穴」處之肚臍，因非常接近腹膜位置，若經鍼及直接用灸來刺激的話對內臟之刺激太過強烈，反而對身體造成不良的影響。

由此觀之，反過來說，使用「神闕」時，用鍼及灸，並不會受到強力刺激，祇要輕輕地給予刺激，就足夠達到治療效果。在本書內題到一邊搓揉，一邊使之溫熱那樣程度的刺激，其穴位即可發揮極大效果。

實際上，光臨本人診所所接受治療的患者們，有任何症狀來求診時大部分先給予橫躺在床上，並在肚臍周圍照射紅外線來進行治療。而紅外線從肚臍傳入體內，造成「神闕」之刺激，並使身體恢復健康狀態。

此「神闕」穴道特別是對胃腸異常及婦人疾病特別有效，同時也可調整自律神經的功能。為了人類健康，其交感神經和副交感神經二種類的自律神經為使之平衡，必需經常發揮其功能，若此均衡崩落，必定危及心、身體、頭及造成所有身心上不良影響。而一邊搓揉肚臍一邊使之溫熱起來，正可以使自律神經之平衡恢復正常狀態。

以光臨診所之患者們開始接受治療的人來說，覺得最近的人們，不祇身體，甚至心及頭部積存疲勞的人非常多，從小學生、上班族、甚至家庭主婦，其身體不協調的原因最多的是精神緊張及累積疲勞，來診所的人們是自覺自己的身體尚未進入惡化狀態前就前來治療。

但是並非看看醫生，且總覺得身體老是治不好，又未能消除疲勞的人，應有十倍、百倍之多。而使用刺激「神闕」法，可整頓自律神經的平衡並消除心、身體、頭部的疲勞，使其恢復健康身體。此「揉肚臍健康法」對疲勞之現代人來說，是最適合不過的健康法。

「揉肚臍健康法」與其他健康法相較之下還有一個更好的優點，普通之穴道健康法，是用探尋或感覺的方式來尋找穴道的位置，是相當辛苦的一件事。

特別是外行人要尋找正確穴道的位置時，幾乎是不可能的，不過祇要搓揉肚臍來進行治療，一個個在穴道處正確地將針插滿在身體上，並不會花勞力及時間。

又，為了搓揉及溫熱並沒有什麼特別道具之類的，祇用手掌就足夠。無論何時何處均可簡單操作。

更由於並非用鍼及灸那樣的來刺激「點」部，而是以手掌搓揉來刺激「面」，不祇是「神闕」連肚臍周圍各個穴道，也同時受到刺激，更可帶來雙倍效果。當你的心及身體、頭部稍微積存疲勞時，此簡便巧妙地「揉肚臍健康法」請馬上進行，必能每日過個有精神的日子。

目錄

第二章　消除精神疲勞的揉肚臍健康法

從焦慮、無氣力、失眠、到性慾減退

第三章　消除身體疲勞的揉肚臍健康法

從肩膀酸痛、腰痛、動悸……到喘不過氣

第四章 消除頭部疲勞的揉肚臍健康法

從頭痛、眼睛疲勞、容易困倦到宿醉

第五章　改善體質的揉肚臍健康法

從鼻炎、氣喘、懼冷症到糖尿病

第一章

肚臍是身體的中心、健康的中心

●消除心、體、頭疲勞的東方醫學的智慧

「打雷時要藏住肚臍」是有根據的

「肚臍在那裡?」見此問題者，一定都會「笑破肚皮」吧。但，為謹慎起見，我們來看看字典是怎麼解釋的：「腹部中央的小凹處。臍帶脫落的痕跡。物體中央的隆起部分。」解剖學對肚臍的解釋也是：臍帶脫落的痕跡，是個無味乾燥的「凹處」。

以肚臍為比喻的說法頗多。例如：「肚臍是人體的『名勝古蹟』」。所謂的「古蹟」，指的是脫去在胎內與母親連繫的臍帶所留下的痕跡。而「名勝」則是指，在腰部畫上五官，以肚臍為主角的「肚皮舞」。

又，從前，大人們常對孩子說：「雷公會偷走肚臍。」是很有道理的生活敎訓。因為，打雷時便會下雨，下雨後氣溫就會降低，為了不讓肚子受涼，就得趕快把肚臍藏起來。

昔時，造成小孩死亡的原因，大多是：冬天感冒，夏天肚子著涼。因此，以往的小孩，在炎夏即使不穿衣服，也要圍件圍兜，以防肚子受涼。

現今，由於抗生藥物的進步，生活環境的改善，因肚子著涼而死亡的情形已不復見。但是，在夏天弄壞消化器官的人，仍然很多。

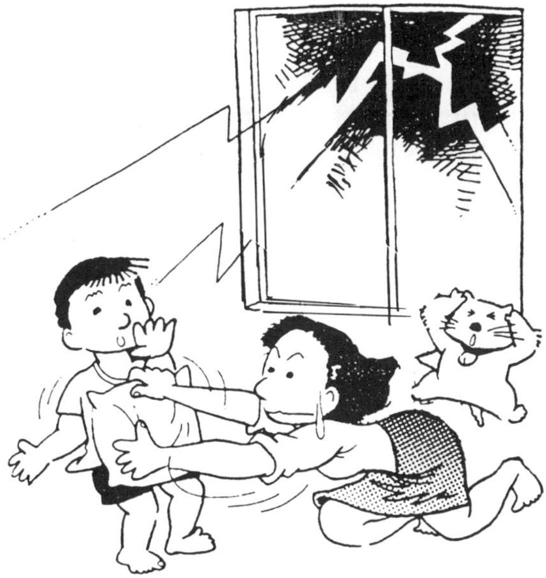

打雷時蓋住肚臍，是為保護小孩的健康

落雷時的打擊，肚臍的感受度最強，易影響內臟，古人似乎由經驗中，也得知此事。此一說法似也含有此意義。

肚臍是人的「健康中心」

東方醫學有所謂的腹診，腹診時，是以肚臍為中心，按其四周，即可知道此人哪裡有毛病，狀態如何，可見得肚臍在人體中多麼的重要。

中醫診察病人時，有所謂的「四診」，即：望診、聞診、問診、切診四個方法。望診是用眼睛診察患者的臉色、精神等；聽診是用耳朵聽患者的聲音，及呼吸情形；問診是問患者及其家人，自覺症狀和疾病的發生過程等；而切診是用手摸患者的身體，來判斷病狀的方法。

此四個都是很重要的診斷法，其中，切診能直接的從身體獲得情報。切診的地方是脈、背、手腳、肚臍及其周圍。不只是中醫，西醫在健康診斷時，也會用手按肚臍周圍來診察。

自古以來，中醫師，以所謂的「臍相」——即肚臍的大小、深淺，來判斷疾病的狀態。肚臍大且深是最好的形狀。日本江戶時代，有位叫水野南北的人，著有『水野南北相法』，書中記有關於臍相方面的事。「肚臍可看出一人的身體強弱，及一生是貧是富」，亦即，由肚臍可看出該人的健康狀態和運勢。換句話說，肚臍是表露一人身體狀況的情報所在，是人的「健康中心」。

肚臍是未離母體前，胎兒獲得生命能源的依據，出生後，即予以封閉的部分。因此，由肚臍可看出該人的生命力。

人體的重心在肚臍

由各種意義來看，肚臍可說是「身體的中心」，嚴格說來，其位置並非在身體的中央。把人體分成十等分，肚臍是由下屬來第六部分，也就是，腳的部分較長。愈是高等的動物，腳愈長，肚臍的位置也愈高。但，以重心來說，則剛好是在中央。

頭比腳重的人體，需有一個重心點支撐，才能保持平衡，而身體的重心點剛好是肚臍。由此意義來看，肚臍是在身體的正中央。

對人來說，肚臍的存在太重要了。正如前面說過，肚臍之源臍帶，是人出生前的命脈。藉由它得到母體的營養和氧氣等。

若用一縱線把人分成兩半，則有無數的要害集於此正中線上，顯然的，肚臍的位置也是在此線上。外科的開腹手術都極力避免切開肚臍部位。因為，切開肚臍後很難接合，且易有脫腸現象。亦即在人成長後，肚臍仍擔任重要的角色。

以肚臍為中心，腹部冷的人，表示身體狀況不好，有懼冷症的傾向，且意味著內臟和交感神經的功能不活潑。內臟不良，難有健康的身體，正如古老的說法：「雷公會偷走肚臍」的意思般，保護肚子就等於保護了全身。以肚臍為中心，保護肚子避免著涼一事，我想，任何人都應有所理解吧。

戰後沒多久，疫痢和赤痢到處蔓延，即使是初生嬰兒，也不能倖免。在沒有特效藥的當時，挽救衆多小孩性命的是：肚臍鹽灸治療法。由此，各位應知道何以肚臍是人的「中心」

吧。

肚臍因接近腹膜，自古即被認為是禁鍼禁灸穴

在東方醫學裡，肚臍又稱為「神闕」穴道。此穴道自古以來，被視為禁鍼禁灸穴，是不能給予強烈刺激的地方。因為，皮膚陷沒之處，沒有脂肪、筋膜、肌肉的肚臍，直接與腹膜相接連。

原是接連母體與胎兒，供給養分通路的臍帶，脫落後，其周圍的皮膚和肉會隨著嬰兒成長而成長，肚臍本身卻不會成長，所以呈凹狀。

一般而言，愛哭的小孩肚臍會凸起的說法是確實的，由於肚臍的皮膚不會成長，故與他處相比，皮膚明顯的較薄。如果大哭不停，此薄薄部分便會因腹壓，被腸往上推，形成「凸肚臍」。

大人的肚臍比起嬰兒時的，當然結實多了，但直接與腹膜連接卻是沒變。腹膜是指包住胃和腸的薄膜而言，擔任非常重要的角色。若腸子破了個洞，腹膜可避免細菌竄到全身，壓住長七公尺的小腸，使它得以順利蠕動不糾結的也是腹膜。

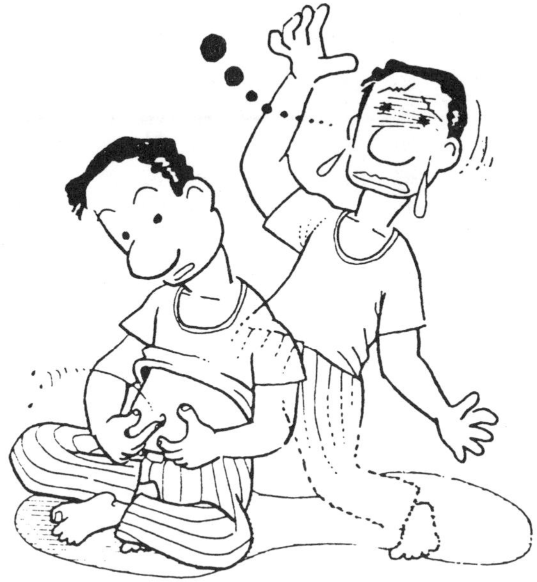

剔除肚臍裡的污垢，連活力也會被剔除

說明至此，相信各位都已經瞭解。所以，如果一直挖肚臍裡的污垢，會因刺激相連接的腹膜，使腹膜發熱，造成腹痛。有的人甚至用牙籤挖肚臍裡的污垢，這實在是很危險的行為，因為這可能引起攸關生死的腹膜炎。

而女性的腹部脂肪較多，肚臍較深，易有累積污垢的傾向。順便一提，狗和貓的肚臍是平平的，所以不會藏納污垢。凹肚臍也可說是人的證明。

肚臍因靠近內臟，是很敏感的地方，各位應都知道了吧！反過來說，它是不需直接予以鍼、灸、指壓等強烈刺激，只要由體外使腹部溫暖，就能夠刺激必要的穴道。

何以揉肚臍對身體的健康有效呢？

前已說過，東方醫學把肚臍的部分叫做「神闕」。但，正確的說，它並不是指整個肚臍而言，僅是指中央部分而已。肚臍被賦予一看就知重要的名稱，是有其意義的。

神闕的神，指的當然是神，闕並不是慣見的字，它指的是立在宮城外，上有撲觀的門而言。亦即，神闕是神進入的入口，意義非凡。被賦予如此特別名稱的，不見於人體的其他部位。

臍，有把人體的月（肉）齊分之意。即，把人體上下、左右均分，位於正中央的就是肚臍。由於所處的位置是如此的特別，若包括其附近的穴道在內，說此部分與全身的機能有關係，也不為過。由此也可知，何以古人會特別命名其為神闕了。且，此穴道的位置，是任何人都知的肚臍，故與其他穴道不同，不必費神的去找。

肚臍位於所謂的任脈之經絡上。任脈是指從額到恥骨的中央經絡而言。它司掌婦女疾病及性機能。

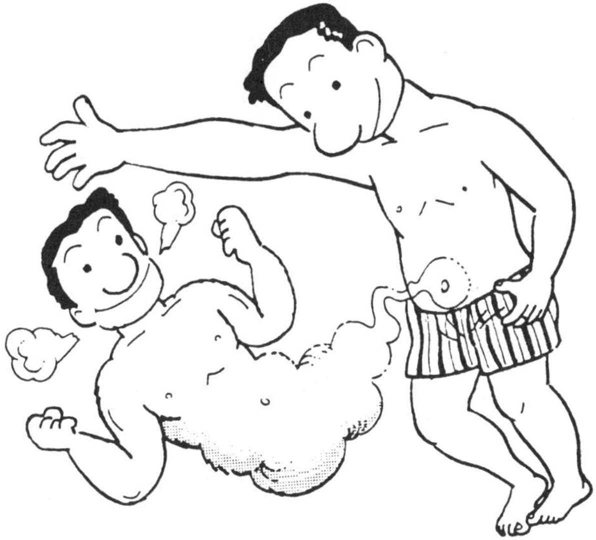

肚臍周圍，聚集很多精力之源

任脈外側約一點五公分處，有個叫腎經的經絡。腎經由腳底，經腳踝、下腿內側、大腿內側、尾骨、肚臍外側、腎臟、膀胱、肝臟、橫膈膜、肺、氣管、舌、心臟等處。它與產生人的活動力能源的機能有很密切的關連，可說是健康的測量計，至為重要。

在腎經的旁邊（約兩手指）是胃經。詳細說明在此省略，此經絡也是從頭通到腳。

頭痛、鼻塞、喉嚨痛、肚痛、腳痲痺等，皆與此有密切關連，當然，與胃機能也有很深的關係。

在這些重要的經絡中，肚臍周圍的穴

道，除肚臍本身的神闕穴道外，尚有水分、氣海、關元、肓兪、天樞、大巨、石門等。

總之，對食慾不振、消化不良、胃痛、腸炎、脫肛、婦女疾病、遺尿症、下痢、歇斯底里、泌尿器疾病、生殖器疾病、腰痛、下肢冷感、腹膜炎、便秘、呼吸器疾病、四肢倦怠等有效的穴道，皆集中於此。我之所以不厭其煩的詳說，目的是要各位知道，何以揉肚臍對身體健康有效。

肚臍不僅是體力，也是精神力的泉源

人在有所決定，或統一精神時，會用力於「臍下丹田」。丹田位於肚臍下的下腹部，它是膽力之源。肚臍下三吋的地方，有一叫關元的穴道，用力於此，是謂腹式呼吸，有助於精神統一，身體健康。

讀書、考試，或面試時，只要把手放在肚臍處，調整呼吸，就可免除緊張，使全身放鬆下來。坐禪、瞑想時，也是把手交叉放在肚臍處。如此，意識便會集中於腹部，自然地做腹式呼吸，雜念遂得以去除，集中注意力。肚臍亦是精神力之泉源。

具有這些特性的肚臍，加溫於此，何以會有療效呢?現就醫學觀點來看，其中之一是肋間神經的緊張。

肋間神經中有自律神經，它是無法依自己意思調節的神經。此自律神經有交感神經和副交感神經兩種。交感神經的功能是：讓無力的身體得以再緊張，相對地副交感神經在睡時才發揮功能，即想睡是副交感神經發揮功能所引起。因此，晚上睡不好可說是交感神經緊張，副交感神經不太發揮功能所造成的。

此時，若弄熱肚臍的話，就有讓副交感神經發揮功能，鎮靜交感神經的效果，因而得以安眠。以前的人常說：晚上不好睡的人，在睡前宜喝杯熱牛奶，從此意義來看，是有其道理的。他們似乎由經驗得知，肚子暖和時，可使副交感神經發揮功能而想睡。

自律神經與胃、小腸、肝臟、胰臟、脾臟、膽等內臟相連，因而，弄熱肚臍後，可透過經絡給予它們很好的影響。有揉過貓、狗肚子的人應該知道，當我們揉其肚子時，它們會乖乖的躺在那兒任你揉摸。人也一樣，揉揉嬰兒的肚子時，他會露出舒服、安適的表情。這是因適當的刺激了副交感神經之故。

諸如此般的揉肚臍，基本上是為穩定心情，使身體放輕鬆，若要跑百米、戰鬥，或肉體方面的勞動時，就不適於此了。相撲選手在比賽場上，拍打身體和臉部，是為刺激交感神經，提高全身的機能，若此時弄熱肚臍，則會去除全身的氣力。相反的，比賽的當天早上，若過於緊張，則弄熱肚臍，對穩定心情、放鬆全身非常有效。

肚臍也是診斷健康的穴道

自古以來，肚臍也被用來診斷健康，前已提過，在此，將水野南北的『水野南北相法』，關於「臍相」的看法介紹如下：

「臍，形狀好者表示身體狀況好」——腹部的緊張比例剛好，肚臍非常結實，此乃出生後身心強壯的證據。

「臍，深者表示身體健壯，有相應之福」——臍深，是內臟佳的證據，生後，營養可傳遍全身。

「臍，稍上者有才也，不在人之下」——肚臍位置比中央稍上者，是腎機能充實的證據，能力比他人強之意。

「臍，大者，身體強壯，意志堅定」——肚臍大的人，是內臟佳的證據，表身體強壯、意志堅定之意。

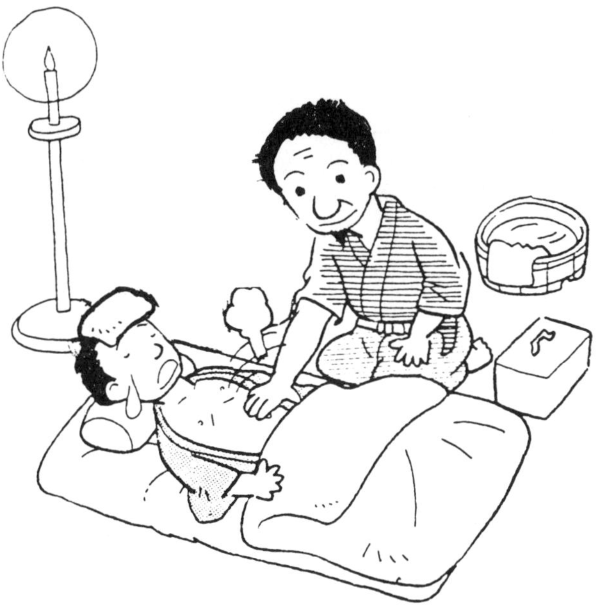

摸摸肚臍，即可知健康狀態

「臍，朝上者有才也」——肚臍朝上，表氣力充實，臍下丹田充滿力量的意思吧。

由我們的經驗來看，也可同意這些「臍相」的說法吧。躺下來摸摸看肚臍，如果是很結實，就表示此人很健康。

有精神的人，肚子的肌肉很結實，肚臍也同樣會結實。身體弱的人，肚子的肌肉較鬆軟，肚臍也較淺。

肚臍淺表示此人很瘦。相反的，肚臍深，是表示腹壁的脂肪厚，此雖是健康的證據，但也是必需要減肥的訊息。

不過，肚臍的大小、深淺是有個人差異的，以兄弟來說，哥哥的肚臍有比弟弟大且深的傾向。此乃因第一次懷孕的母體，與胎兒間的臍帶較粗較結實。但，這並不表示，頭胎生下的小孩最健康，往後生的就愈來愈差。以初生兒的肚臍，來判定將來他是個健康，還是虛弱的人，就有點武斷了。

可是，要看某人現在的健康狀態時，肚臍就是個很值得參考的地方。例如：把手掌放在肚臍和其四周圍。找找看哪裡有脈搏跳動。

如果，肚臍的左側有脈搏跳動，就表示該注意身體了。依狀態，在上、下、左、右處，會有脈搏跳動，最近到診所求診者，左側有脈搏跳動的人增加不少。此處有脈搏跳動者，身體都有毛病。

體質虛弱者，胃腸、心臟不佳者，負荷沈重壓力者，更有此情形。

健康的人，是察覺不出自己的肚子有脈搏跳動。當然，由於女性的脂肪較多，所以不知道的人也較多。

肚臍在西醫方面，果真是無用的東西？

肚臍是無用的東西，是西醫對其的一般認識。我曾問當醫生的兒子，對肚臍的看法，他回說：「肚臍是沒用的東西，在醫學上沒有任何用處，我一點也不知道肚臍與健康有關的知識。百科字典上也寫說，肚臍在醫學上沒有任何用處，它是在胎內獲得營養的必要管道，出了胎外，就不具任何功能。」

接著，我問兒子：「患者得肝癌和肝硬化時，經過肚臍周圍的臍靜脈有否變化？」他說有。又，末期肝癌患者，叫做腹水的肚裡之水，會從肚臍流出來。由此看來，肚臍不僅不是無用的東西，相反的，是少有如此與身體機能密切關連的部分哩。

實際上，內科醫生在診察時，一定會觀看肚臍。如果是很淺的話，表示肚臍被腹部內的高升壓力往上推，如此便可懷疑肚肉是否有水？還是有腫瘤。

我沒有和兒子抬摃的意思，但希望他在診治病患時，要注意這一點。西醫講求的是科學萬能，檢查的是「疾病本身」，以其出現的數值做相對的處置。這當然有其優點，但我想，把東方醫學的優點，也就是治療是以「人」為重點的態度，也採納進去更好。以藥來說，中醫是採要吃適合「此人體質」的態度。

例如：葛根湯是有名的感冒藥，但也是對熬夜有效的提神藥。所以，身體底子好的人，適用此藥，但，體質虛弱的人，葛根湯就不適用於他了。

此種人就得飲用不同處方的藥了。

我認為把依患者「體質」下處方的東方醫學，和治療「疾病」本身的西醫合併，才是真正的醫學。希望由此觀點，重新檢視肚臍的功用。

揉肚臍是消除現代人疲勞的最佳方法

至於，使用「揉肚臍健康法」，具有哪些效果呢?在種種效能中，以消除心、體、頭等的疲勞，效果最顯著。對被慢性疲勞所困擾的現代人來說，應是最適當的健康法吧。

按摩腳底或指壓足三里穴道，也有消除疲勞的效果，但，揉肚臍更能遍及全身，打身體內部去除疲勞。

疲勞大別為：身體疲勞和精神疲勞，但近來壓力累積的情形，比肉體上的疲勞多得多。簡單的說，壓力是指頭部處於充血的狀態而言。

而揉肚臍可使頭部的血液下降，解除壓力。揉或按摩人的身體，血液循環得以良好的同時，也有鎮靜神經的作用。鍼灸的效果也頗佳。

前來診所的患者，除老年人外，也有不少的年輕人和孩童。連孩童都會感覺肉體和精神

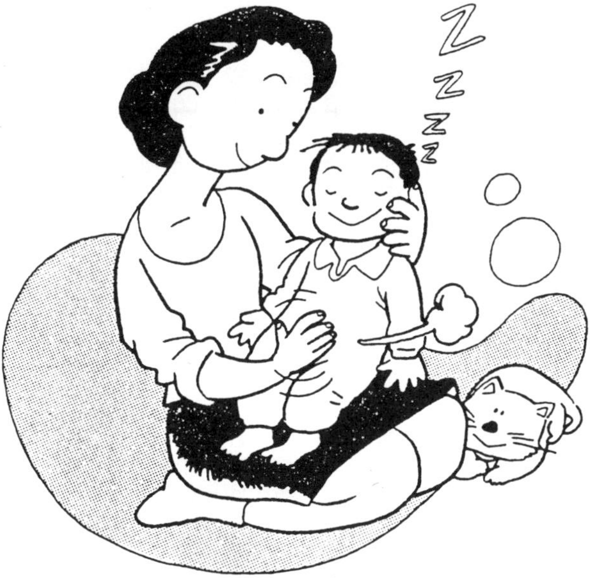

摸肚子就能安眠，也是肚臍的威力

疲勞的現代，站在社會第一線的生意人，當然更不用說，因此，很多人得有慢性疲勞（飽睡也無法消除疲勞，一早就疲倦至極）也不足為奇。

有個依據，即坐椅子時，腳會交叉疊放，就要注意了。疲勞時，腳的靜脈流動會變得不順暢，不知不覺中，就會把腳交叉疊放。沒有把腳交叉疊放，抬高一腳，血液就無法順暢流動。

有個醫生曾說過在公車上不論男性或女性，腳交叉疊放者很多，此乃是成人病的徵兆。為避免此，揉肚臍相當有效果。女性的荷爾蒙分泌會增加，皮膚會變得光滑柔嫩，男性也會精神抖擻的過著每天。

對於疲勞的延長症狀··寒症、性慾減退也有效

除對消除疲勞有效外，揉肚臍對寒症、性慾減退等，也有很大的效果。

最近，頗常見的就是壓力性的寒症。前已說過，壓力是指頭部處於充血的狀態而言。而人處於頭寒腳熱的狀態中，才算是正常、健康。若，把肚子和腳弄熱，血液就會往下流，頭就會變得輕鬆，肩膀酸痛也可治好。疲勞也因而袪除。

昔日的醫生，用手摸頭和腳來測溫度差。這個方法很簡單，大人應都會吧，如果頭比較熱，就請保暖肚子吧。

性慾減退的原因，幾乎來自疲勞。來診所的人，很多是因體力上、精神上的原因，導致「性無能」的三、四十歲的人。有人把離婚的原因，歸罪於女性的需求太大，但我想，寧願說原因在於男性變差勁了。

要治療此一點，首要消除疲勞。按摩肚臍使肚子暖和，再加上踏竹片，效果頗佳。「性無能」時，太太也會受到影響，身為太太的，在日常生活中應予以協助。先生回來後，先說聲「辛苦了」，感謝他為家辛苦了一天，再為他踢約五分鐘的腳底，然後，在準備晚飯前，

為先生揉肚臍，溫暖肚子。如此，不僅可增進先生的食慾，也可消除其疲勞。

有個七十三歲的男性，要我為他不能再展男性雄風一事想辦法。我開玩笑的說：「都這把年紀了，無所謂了啦！」可是這碼事好像沒有年限的，他仍堅持要我為他治療。

此情形的人，只要在肚臍下三寸的地方和腳予以鍼灸，就能得到很好的效果。當然，由於年歲已長，已不能再像年輕時那般。像此種年齡的人，都能再展雄風，三、四十歲的人，用揉肚臍和踏竹板，更能十足的恢復。

又，神經衰弱者，揉肚臍對緩和其神經相當有效。

對不孕症也有效的肚臍療法

在我三十年的經驗中，特別值得一提的是，對不孕症也有效。有個病患在和我聊天時，提到她多年來為無法懷孕生子煩惱不已。我半開玩笑的鼓勵她：

「那妳和妳先生要多加油喔。再差勁的槍手，多打幾發總有打中的時候吧！」

可是她似乎認為，理由並不在於此。當時的我，也沒有把握，抱著姑且一試的心理，告訴她下述方法。

老實說，此法並不是我想出來的。日本江戶時代，鍼灸非常盛行，鍼灸高手如雲。而『名家灸選』一書，收集了當時高手們最擅長的鍼灸方法。此法就是其中之一。

方法是：先量此人的嘴巴寬度，以此寬度為長，用紙板做一正三角形。將頂點置於肚臍中央，底邊左右二點處，就是所謂的不孕名穴，在此鍼灸。直接鍼灸恐會留下痕跡，故用間接鍼灸即可。

「秋天的茄子不要讓媳婦吃」，這是個很古老的說法。因為，茄子是會讓身體發冷的食物，而不能生小孩的人，多有懼冷症，為免身體發冷，才有此傳言吧。位於正三角底邊的不孕名穴，剛好在腎經旁邊，鍼灸於此，懼冷症的確會好轉起來。

開業三十餘年來，我把此方法告訴了二十人。有三成左右的人現仍在繼續中，三成左右的人不知道結果。而約有四成的人已生小孩，他們都帶著油飯，來向我致謝。

雖不是百發百中，但，或然率已相當高。即使無法治好不孕症，對女性來說，此方法也是相當不錯的有利健康的養生灸。

保暖肚臍的方法

我再三的用「揉肚臍」一詞，是因為說起來順口，但所需的只是手掌，不用其他道具，所以以「揉」來稱之。其目的不外乎是保暖肚臍及其周圍。

除揉肚臍外，只要能使肚臍保暖的方法，都具有同樣效果，有時效果更甚哩。

例如：保溫砂袋就可好好的利用。在我們生活中，還有很多可利用的東西，就拿我來說吧！數十年來，我都是用斜紋布捲覆肚子，來保暖肚臍。不過，如果睡覺時沒有解開，會使下腹部的血液循環不良，變成妨礙熟睡的原因，各位需注意。女性穿著緊身褲睡覺，就另當別論。小孩使用肚圍即可，胃腸差的大人，用毛線肚圍裹肚，效果不錯。

此外，也有所謂的肚臍溫灸器。它是種特殊的像艾草般的東西，能長時間使用，貼在肚臍上，就像腰帶般，使用保溫砂袋就能得到同樣的效果。但，整天都保暖肚子，皮膚對一天溫度變化的抵抗力恐會減弱。

而乾布按摩或溫水淋浴，只有在進行時，肚子才會暖和，所以無此擔心。泡在熱水裡，讓全身溫暖，也是消除疲勞的好方法，但，只暖和肚臍，更具有別的效果。

身體由冰冷狀態變成溫暖狀態時，交感神經和副交感神經會忙著發揮功能，因此，給予此種刺激很有效果。三溫暖的道理和此相同，在熱房間裡流大汗後，馬上泡進冰冷的水裡，對身體健康有益。

現在，我對溫冷交替法很感興趣。即淋浴時，先用熱水湯熱身體。然後切換成冷水淋身體，如此地反覆數次。此種在家就能簡單做到的方法，和三溫暖具有同樣的效果。

沖熱水時，皮膚裡的血管會擴張。再用冷水沖後，血管會收縮。如此地重複數次，對身體有益，此一方法在醫學學會已被提出。

採用溫冷交替法時，背部也會暖和起來。肚臍的正後方，在腰和背的中間有一叫命門的穴道，淋冷水於此，背部會暖和起來，除保暖肚臍外，連背部也溫暖，保溫時間會變長，效果也將提高。以保溫的時間來說，大蒜灸和薑灸，也能保持相當長時間的暖和。

對有懼冷症、下痢等情形的女性，尤能發揮效果，胃腸不好的人，也能吃得下飯。又，為提高揉肚臍健康法的效果，有時需刺激肚臍外的穴道，在此介紹幾個所需的工具。

代表性的當然是，直接使用艾草，也就是所謂的鍼灸，沒用過的人恐怕不會使用。現在藥局裡售有一般人都會使用的簡易灸，用此即可。本書裡所用的都是「簡易灸」。

在家裡也有可替代灸的東西，那就是吹風機。此替溫風會變成吹風灸。雖說溫風，若連續吹一個地方，也會熱度十足。熱時遠離，微冷時再靠近，是刺激穴道時的基本使用方法。

近來，抽煙的人減少很多，其實，香煙也是我們身邊可利用之物。不過，香煙灸對範圍小的穴道刺激才有效。靠近皮膚，感到熱時挪開，如此地反覆數次。

討厭使用香煙的人，可使用適合鍼灸的粗線香。如不願在皮膚直接放艾草時，可先放些味噌、大蒜、鹽、薑等在皮膚上，再放艾草，這也是所謂的間接鍼灸。視場所和症狀而定，間接鍼灸的效果非凡。

至於要正確找出穴道的位置，是要花工夫和時間的。有時，連鍼灸專家也難做到一絲不差。因此，大體上說來找穴道時，只要位置差不多即可。如果是揉肚臍及其周圍，只要撫摸整個肚子就行了。

肚臍的揉法

沒看過揉肚臍方法的人，或許不明白如何做，在此，具體的說明其方法。撫摸和揉是很難明確區分的。首先，在揉肚臍前，先把右手和左手手掌合併，磨擦生熱後，把兩手手掌相

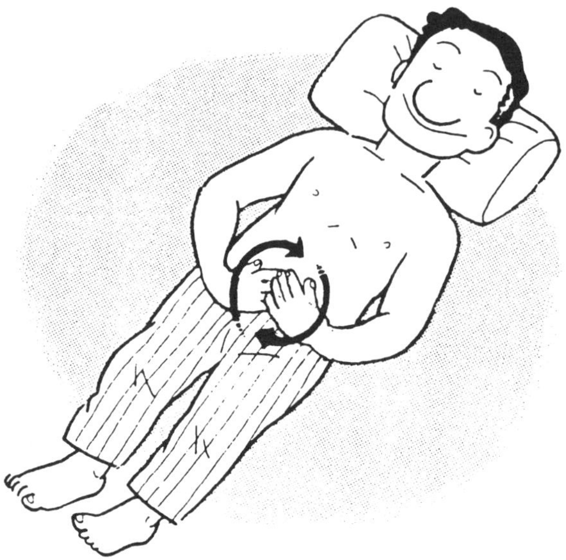

揉肚臍是以鬆弛的姿勢，慢慢回轉為要領

重疊，放在肚臍上。

　此時，仰臥躺下是基本。然後，把貼在肚臍上的手掌像時鐘的指針般，以肚臍為中心轉動，轉一圈約三秒鐘。

　穿著內衣，不裸露上身亦可。

　只用手撫摸的方法，叫做「貼手」，當然，效果沒有溫灸器或鍼灸好，但它卻是鎮靜神經、變化心情的好方法。最初用撫摸的方法開始，再逐漸增加強度。撫摸的程度以舒服為宜。沒有必要拚命的揉，讓自己不舒服。

　需注意不要用指尖揉或推肚臍。正如前面說過，肚臍很接近腹膜，所以要避免強烈的刺激。請用整個手掌大幅度的揉。

例外的是：為便秘所苦的人，這就多少需要刺激了，所以，稍微用力推整個肚子，或敲打肚子是有必要的。

自己不用力，請他人代揉時，舒服感加倍。不過，像乾布按摩般，需自己用力才有效果的情形亦有，自己若疲倦至極的話，請他人來揉較有效果。

揉的基本僅是如此而已。只要做過幾次就可記住。

接著是：需揉多久呢？時間是有個人差異的，重要的是，每天持續的做。只要肚子暖和起來，就可說是此人的界限，若再做就嫌過多。

也有人問我，踏竹片要踏幾次，才會使頭的神經鎮靜下來？使血壓降下？我想不必拘泥於次數。只要踏到整個腳變暖和，在頭上的血液往下降即可。本書雖有寫上所需時間，但重要的是，掌握自己身體的感覺。

睡前揉，效果最佳。泡熱水澡可使血液循環良好，固可消除肉體上的疲勞，卻無法消除精神上的疲勞。而在睡前揉肚臍，有助於入眠。

不過，並沒有要各位定在此時間內進行之意。利用上班休息時間，進行揉肚臍健康法，也很有效果，早上揉肚臍，可使胃的功能活潑化，連低血壓的人也會有食慾。我認為，就從一個人吃得下吃不下早餐，就可看出此人的健康狀態。

應避免的時間是：飯後。最少要避免三十分鐘。

飯後朝右側橫躺，是幫助消化的好方法。超過三十分鐘後，任何時間皆同。

以上為基本的揉肚臍方法。對應各症狀的揉肚臍方法，及需附加刺激的穴道，請各位參考各項目。

第二章　消除精神疲勞的揉肚臍健康法

從焦慮、無氣力、失眠、到性慾減退

〈消除精神疲勞的揉肚臍健康法①〉

焦慮

肚臍暖和後，敲打位於腰處的腎俞

近來，時常可見易焦慮、易動怒之人。處於衍生種種壓力的現代社會中，這或許是逼不得已的導向。但是，任誰都想過著沒有焦慮、悠遊自在的每天吧。焦慮的一再累積，不僅在精神方面，在肉體方面也會出現毛病。

保溫肚臍是避免焦慮，及焦慮累積的有效方法。因為，保溫肚臍具有使頭血液下降的功能。一有焦慮感，就把保溫砂袋放在肚臍上，肚子逐漸就會暖和起來。如此一來，便可刺激肚臍旁的副交感神經，而使心情穩定下來。

若再敲打位於腰處的腎俞，效果更好。腎俞的位置，在背後與肚臍平高，離背骨左右四公分處。

在下腿前面稍外側的「足三里」處，施以香煙灸或線香灸，也很有效果。施以一般的鍼灸亦行，但對外行人來說，香煙灸和線香灸較簡單。

〔去除焦慮〕

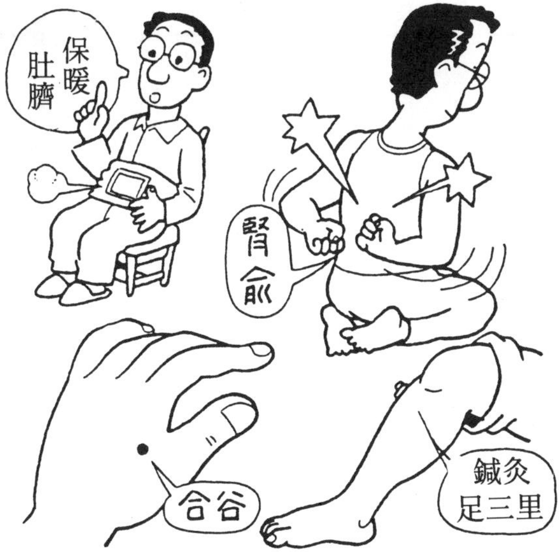

合谷、勞宮穴道也具有讓神經鎮靜的功能。合谷位於手背、拇指根部和食指根部交叉處。以另一隻手的拇指壓此處。

勞宮恰與合谷相反，是位於手掌中央的穴道。

同樣地，以另一隻手的拇指壓此處。請邊吐氣邊做做看。

刺激這些穴道，同時保暖穴道，就可去除焦慮。

〈消除精神疲勞的揉肚臍健康法②〉

情緒不穩定

保溫肚臍，壓腎俞和肝俞

當疲倦至極、被工作所逼，或為某事擔心時，我們會易動怒、或為芝麻小事而哭泣。這就是所謂的情緒不穩定。

情緒不穩，多因壓力的累積使得神經緊繃產生，查明壓力的原因固為重要，但，在這之前先保暖肚臍，使交感神經鎮靜，副交感神經高昂，就可穩定起伏的感情。

若加上下述動作，對抑制神經更有效果。即，壓或敲打背部的肝兪和腎兪。位於腰處的腎兪，自己就可做，但位於背部中央的肝兪，就得借助他人之手或小道具了。

若有人幫忙，可請其用雙手拇指各壓肝兪、腎兪五分鐘。

若自個兒做，可在地上放高爾夫球或空瓶子，仰臥其上，借身體上下左右移動，來刺激肝兪和腎兪。或者，利用健康槌般的東西拍打亦可。時間各約五分鐘。若無適當道具，利用柱角壓也行。

〔使情緒穩定〕

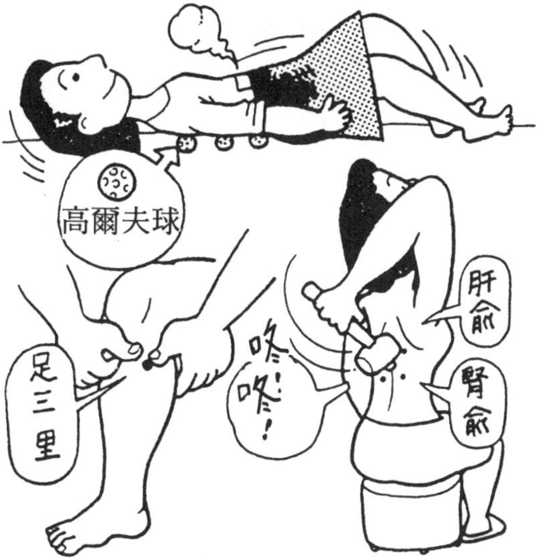

之後，把米粒貼在肝俞和腎俞上，保持長時間持續刺激的狀態。貼好後，再指壓足三里。壓一次約三秒鐘，約壓五、六次，請以此為標準。

邊保暖肚臍，邊刺激剛才說的穴道，一天一至兩次，直至自認為治癒為止。

治療像情緒不穩定般的精神症狀時，不要做個一、兩天，見無變化就放棄，一定要抱有持續做就能治癒的信念才行。

〈消除精神疲勞的揉肚臍健康法③〉

緊張

揉肚臍後，再壓勞宮就可穩定心情

因緊張使實力僅發揮一半之事，時有所聞。尤其是面試時，不會緊張的人應沒有吧。思及「誰都會緊張」，是壓抑緊張的方法之一，但有比此精神療法更有效之法。可穩定心情的肚臍保暖法，是因可使頭部的血液不降，恢復為平時的精神狀態。保暖肚臍前，若邊吐氣邊按手掌中央的勞宮穴道，左右各十次，更有效果。如此便可相當地穩定下來。然後，再壓左手五次，右手五次。

此方法，我曾讓學生們施行過效果頗佳。我所教的學校，排有鍼灸演練課程，起初學生們以蘿蔔或胡蘿蔔為對象，練習打鍼。待有某種程度的感覺後，再改以人為對象。做為他們實驗對象的，就是我們這些講師了。

面對老師的他們，各個都怕的不得了。看看他們抖動的手，我就知道他們很緊張。如此一來，將被打鍼的我們，反而害怕起來。

〔防止緊張〕

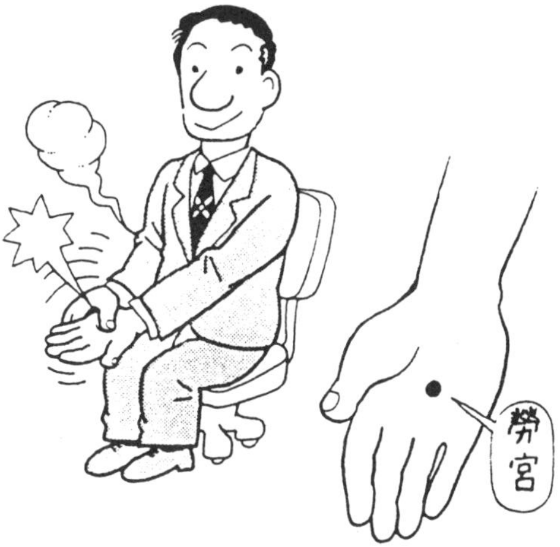

於是，我教他們前述之法，約有一半的學生得以穩定下來。另一半還會發抖的學生，我便摸摸他們的背，如此一來，大都不再會發抖了。

因為學生中有不少是女學生，我才替他們摸背，其實，若用揉肚臍法，效果更佳。

前去考場等，會使你緊張的場所前，宜用保溫砂袋保暖肚臍，考試前再壓壓勞宮。

沒有保溫砂袋的話，請先深呼吸二、三次，再揉肚臍五、六分鐘，最後再壓勞宮亦可。

〈消除精神疲勞的揉肚臍健康法④〉

無氣力

刺激使肝和脾強健的穴道後，揉肚臍

今天有重要的會議或商談，卻毫無意欲參加，今天有非得處理完的工作，卻提不起勁去做……，你是否有此經驗。既沒生病也沒發燒，就是提不起勁。

其實，這導因肉體和精神方面的疲勞而來，只是你沒自覺罷了。諸如此類的身心疲勞，可用揉肚臍健康法消除之。

首先，揉雙腳拇趾各兩、三分鐘，強健肝和脾。把腳置於膝蓋上，把腳踝朝右轉五、六次，朝左轉五、六次亦行。此外，指壓太衝和足三里，及位於背部的腎俞和肝俞，壓一次的時間為三秒，各壓五、六次。請他人幫忙指壓腎俞和肝俞較理想，若自已一人時，可利用柱角壓兩分鐘。在肚臍下約三根手指處，有一叫做關元的穴道，像揉肚臍般，用手掌慢慢的揉此處亦有效果。

手自然垂下中指指端碰及大腿處，有一風市穴道。此處也以一次壓三秒鐘，指壓個五、

〔提起幹勁〕

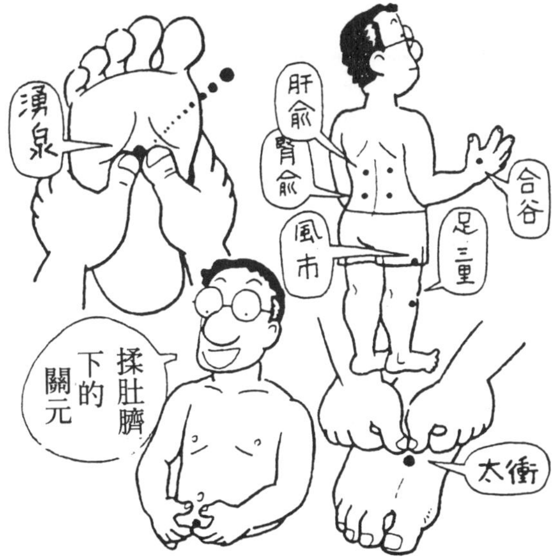

六次。位於手背拇指和食指根部間，稍靠拇指根部的是合谷穴道。把另一隻手的拇指貼於此處，食指則置於手心處，上下予以夾緊來進行指壓。指壓的時間也是一次三秒鐘，約做五、六次。

然後，揉肚臍約四、五分鐘。如此，在促進血液循環的同時，也可使胃腸的功能變得活潑，而能持續剛才因刺激穴道所獲得的活力。

做此揉肚臍健康法一次，僅需十分鐘至十五分鐘，且不需任何道具，非常簡易各位請試試。

〈消除精神疲勞的揉肚臍健康法⑤〉

鬱狀態

刺激肝俞、腎俞、足三里、腳底，最後再保暖肚臍

當工作太忙，或為某事感到不安時，你是否會覺得每天都過的好沒意思，不想去公司，對任何事都變得無動於衷呢?此種狀態就叫做鬱狀態。

嚴重的話，會變成鬱病，對自己沒有自信，常為無原由的自卑感所惱，說話沒生氣，犯一點小錯誤，就認為是「無法挽回的大罪」。極端者會因而厭世，走上自殺之路。

至此狀態者，有必要找精神科醫生治療。但，若只是處於每天都過的沒意思、看什麼都不會感動的狀態，用揉肚臍健康法就可使精神狀態恢復原狀。當然，鬱病者也可邊服用抗鬱劑邊做此健康法。

首先，指壓對精神活性化有效果的肝俞、腎俞穴道，及對神經衰弱有效的足三里五、六次，壓一次的時間為三秒鐘。

藉踏竹片來刺激腳底約五分鐘也有效果。請他人踏腳底亦可。最重要的是，不要只做一

〔治療鬱病〕

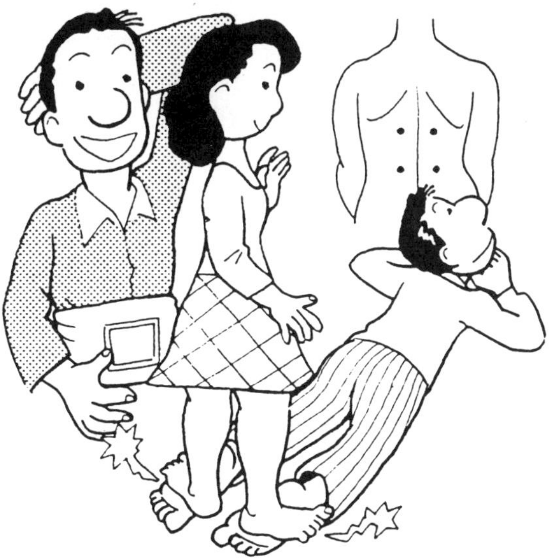

天就放棄，應每天持續地做，且需抱持一定有效，一定能治好的信念。

踏好竹片後躺下，心情放輕鬆，再充分地揉肚臍。如此，就可鬆弛因壓力、緊張造成的緊繃神經。此對呈鬱狀態的人尤其重要。

呈鬱狀態者多無食慾，保暖肚臍及刺激腳底則可增進食慾。有了食慾後，精神面也較能安定，逐漸地便能產生氣力。

於早飯前，或出門前進行此健康法最適宜。

〈消除精神疲勞的揉肚臍健康法⑥〉

倦怠感

用保溫砂袋保暖肚臍、踏竹片

毫無理由的，感覺身體很疲倦的經驗，應是很多人有過的？此乃身心發出危險信號的一種狀態，千萬別以為不久就可自癒而置之不理，應趁症狀輕時，趕快想辦法治療。造成身體懶散的原因，在精神方面為壓力及使用腦筋過度，在肌肉方面為肌肉疲勞。現代則因精神面疲勞引起的情形較多。

不論是精神疲勞、肉體疲勞，用保暖肚臍來去除疲勞，給與身體活力最適合。保暖五、六分鐘後，再踏竹片。不踏竹片，請他人踏腳底亦可，此對去除精神方面的疲勞尤有效果。時間約十分鐘。

保暖肚臍、踏竹片後，再在足三里處鍼灸。稍懂東方醫學的人應知，足三里是有名的穴道之一，它是鎮靜神經，使胃腸功能良好，治療萬病的穴道。

坐在地上腳呈六十度彎曲，以像要包住膝蓋的形狀般，把右手放在右膝、左手放在左膝

〔消除倦怠感〕

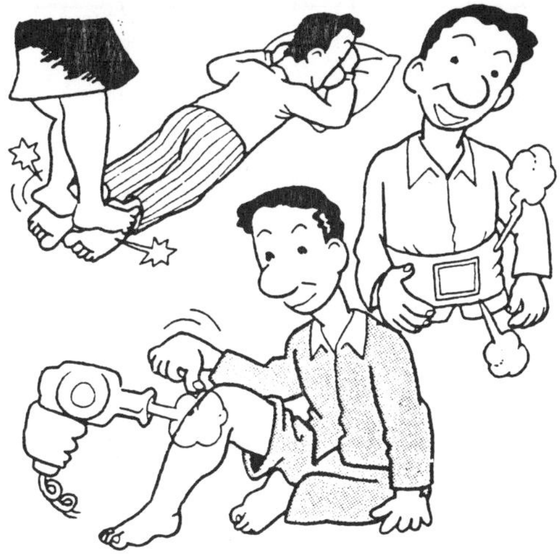

上，在腳骨外側，約中指指端處，即是足三里的位置。

用香煙灸於此處，過熱就拿開，如此反覆三、四次，若不知正確位置，以吹風機吹熱那附近亦可。太熱就拿開，反覆此動作三、四次。

至此，身體元氣大致可恢復，最後的步驟是，壓勞宮穴道。勞宮的位置在手掌中央很易找到。邊吐氣邊用拇指壓，壓一次的時間為三秒鐘，約做四、五次，雙手都必需做。直至結束前，肚臍都應保持溫暖。

〈消除精神疲勞的揉肚臍健康法⑦〉

醒來不舒服

在床上動動手腳，然後揉肚臍

早上起不來，或醒來時不舒服的人愈來愈多。尤其是年輕人，身體的節奏變成夜貓子型，每天早上快要遲到之前，仍賴在床上不肯起來，也不吃早餐，匆匆忙忙就出門的人真是不少。如此一來，就和做了身體容易疲勞的事情一樣。

這樣的人，無論如何應實踐揉肚臍健康法。

早上醒來為了要舒服一點，應在白天多動動身體，這點非常重要。早上起來後，先動動身體，給予刺激，使交感神經趨於活潑，血壓恢復正常。

早上起來後，躺在床上一會兒並無妨，將兩手的手指握了又張開，反覆此動作二、三分鐘。然後，將腳踝向上下伸直、彎曲、迴轉，繼續做二、三分鐘。腳踝做完之後，膝蓋交替或兩方一起做都可以，做彎曲、伸直的動作二、三分鐘。膝蓋的彎曲、伸直，不僅是膝蓋本身而已，連肩膀的關節也會隨之動起來。

〔容易起床〕

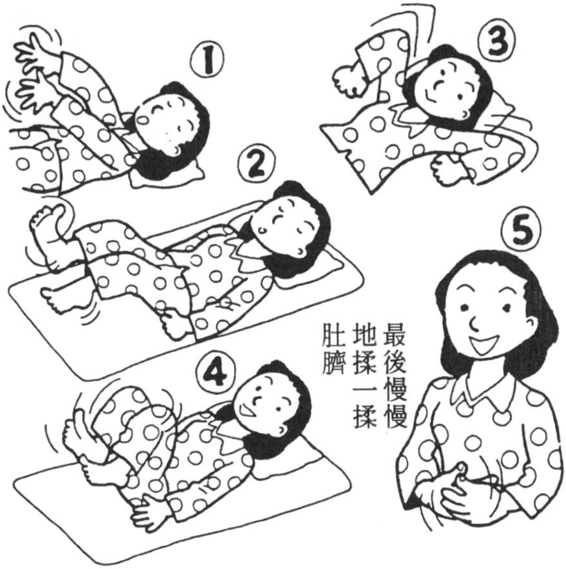

接著將膝蓋繼續伸直二、三分鐘。此時會相當清醒過來，頭腦也很清楚。

冬天寒冷時，這樣一動身體就會暖和起來，會有溫暖的氣氛。

最後，將肚臍周圍慢慢地揉二、三分鐘，如此腹部的血液循環會變得良好，胃腸的功能趨於活潑，食慾也湧上來。

食慾好時便儘快從床上起來，想吃東西的心情也會產生。早餐不想吃的人，如此一來就不會不吃。

以揉肚臍健康法來開始一天的生活，便能過著美好的一天。

〈消除精神疲勞的揉肚臍健康法⑧〉

皮膚粗糙

保溫肚臍，乾布按摩

皮膚粗糙不是某天突然形成的。例如：常常暴飲暴食，胃腸變弱者就會出現此情形。經常便秘的人也常為粗糙的皮膚所煩惱。便秘就西醫來說，是指糞便積存在大腸，對身體造成種種不良的影響，其中之一就是引起皮膚粗糙。東方醫學也認為，皮膚粗糙是起因於，身體中的毒氣無法釋出。

再者，神經質的人也多有皮膚粗糙的情形；怕冷等刺激的人也是如此。神經質的人、怕寒冷變化的人，是屬於自律神經易失調的類型。由於壓力的一再累積，使得自律神經失去平衡，造成血行不良，結果引起皮膚粗糙。

保暖肚臍，就可使自律神經平衡變好。交感神經的功能被抑制後，腹部的血行將變得良好，胃腸的功能也將變得活潑，對便秘能給予好的影響。全身的血行也變得順暢起來。血液流通良好的話，新陳代謝會變得活潑，就能快速的把體內的老廢物排出體外。也就是，不會

〔治好粗糙的皮膚〕

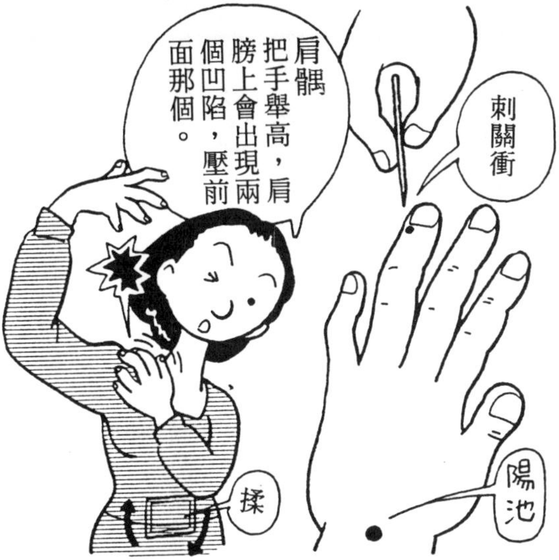
肩髃
把手舉高，肩膀上會出現兩個凹陷，壓前面那個。
刺關衝
陽池
揉

造成皮膚粗糙。請揉揉肚臍周圍看看，時間約為五分鐘。

保暖肚臍的同時，進行乾布按摩，對粗糙的皮膚更有效果。給與皮膚刺激，具有使皮膚變漂亮的作用。昔時之人以糠袋摩擦肌膚，即有刺激肌膚之意。

此外，刺激位於肩膀處的肩髃、位於手腕上的陽池，及無名指指甲上，靠小指那邊的關衝，也有效果。壓肩髃一次約三秒，約壓五、六次。同樣地壓陽池一次約三秒，約五、六次。

至於關衝，使用牙籤刺激約兩分鐘即可。

〈消除精神疲勞的揉肚臍健康法⑨〉

紅臉症

揉肚臍後，用熱水洗臉

在他人面前會臉紅的紅臉症，是過份度緊張所引起的。雖說不必緊張即可，但卻非如此簡單就能治好。有的人甚至過份介意，變成紅臉關公哩。

紅臉症，被認為是因交感神經與奮所引起。欲消除交感神經的緊張，就得刺激副交感神經。

壓抑高昂的交感神經，消除其緊張的好方法之一，就是保暖肚臍。必需在會議等發言時，事先保暖肚臍即可。慢慢地揉肚臍的周圍也有效果。此在任何場所都可簡單地做，在發言前請試試吧。

此外，刺激位於手掌的勞宮穴道，有即效性。邊吐氣邊用另一手拇指壓勞宮。壓一次約三秒鐘，約壓五、六次。

刺激腳底也是個好方法。踏竹片或踏凸凹不平的踏腳器皆可。最初或許會痛的讓你跳起

〔治好紅臉症〕

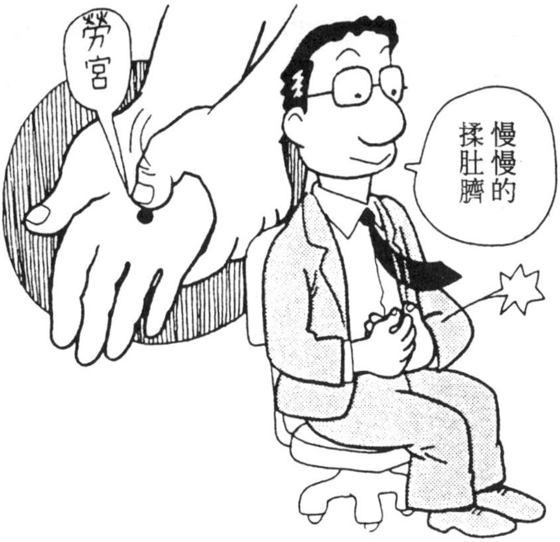

來，但踏久後就會習慣。刺激腳底也可用拍打的方法。把腳底拍熱即可。

在這些對策奏效前，臉若紅起來，可用熱水洗臉。如此，有助血行良好，但冰敷後會發熱，只會使臉變得更紅。因此先揉肚臍，可助身體血行更良好。

〈消除精神疲勞的揉肚臍健康法⑩〉

食慾不振

保暖肚臍，摸摸最下面的肋骨

因肉體上某種原因，或精神疲勞，使胃呈弱狀態而引起食慾不振的情形不少。因此，只要給與胃活力，就可治好。

而揉肚臍健康法最適合於此了。概肚臍周圍，包括肚臍，聚集很多可增進食慾、強健消化系統的穴道。又原因為精神疲勞時，揉肚臍，也可消除其疲勞。

只保暖肚臍就治好的人很多，但，若摸摸左右最下面的肋骨部份，效果更好。用左手指端摸左邊，右手指端摸右邊，約摸十次即可。指壓足三里穴道也有效果，壓一次三秒鐘，約壓五、六次，或以香煙灸、線香灸刺激亦可。

在背部有六個對胃很有效果的穴道。即，膈兪、肝兪、脾兪。離背骨中央左右四公分，位於肩胛骨下的是膈兪，在其下四公分的是肝兪，而再下四公分的是脾兪。因左右各有，故有六個穴道。

〔增進食慾〕

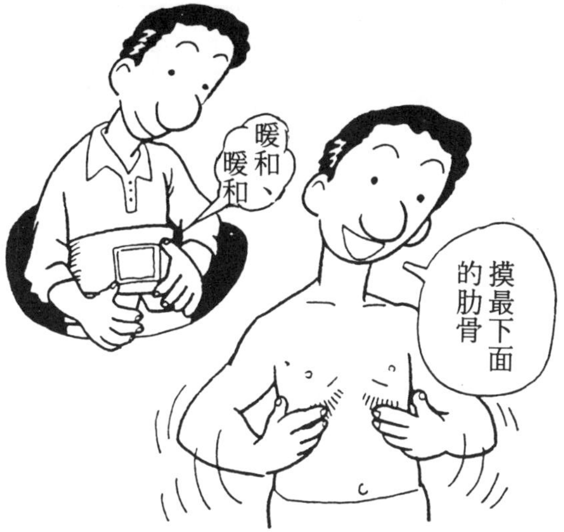

要正確的找出各個位置頗難，但壓法很簡單。由於穴道照順序縱排，只要從離背骨左右四公分處，不要考慮穴道的正確位置，從肩胛骨下到腰，照順序壓下去即可。

因為穴道在背部所以需請人幫忙壓。一壓為三秒鐘，約壓五、六次，如此胃就逐漸地會有活力。

〈消除精神疲勞的揉肚臍健康法⑪〉

嘔吐

邊保暖肚臍，邊用力壓腳上的中厲兌

引起嘔吐的原因有種種，但近來因工作繁忙、幾乎沒吃什麽，卻會持續想吐的人，多因過份忙碌造成壓力，引起自律神經失調的情形很多。而以保溫砂袋保暖肚臍，就可使自律神經恢後正常狀態。

只要如此做，就可使自律神經恢復正常，使身體狀況變好，進而告訴各位一個具有即效性的穴道。它就是中厲兌，此穴道位於腳的第二趾甲根部。想吐的人用力壓此會感到疼痛。以疼痛處為重點用力壓。如此一來，在疼痛的同時，應會感覺不再想吐。

若想持續此處的效果，可用米粒貼於此處。

最後用手指指端摸摸左右最下面的肋骨部分，就可使胃腸功能變好，產生食慾。為保持自律神經正常，為使胃腸功能活潑，置於肚臍上的保溫砂袋，應於半天左右。

但，平時胃腸就不佳的人，也有以此治不好嘔吐的人。

〔壓抑嘔吐〕

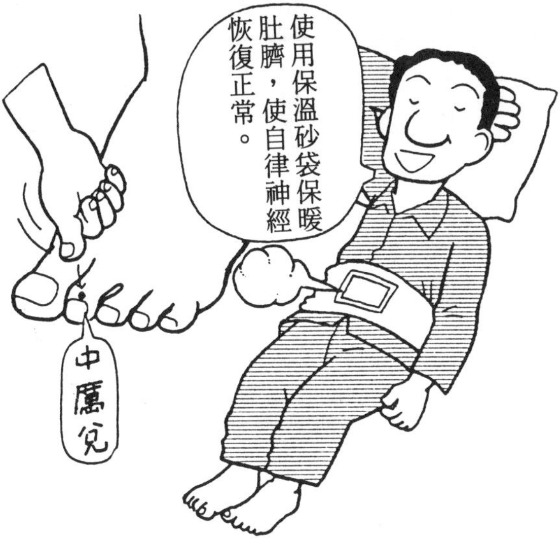
使用保溫砂袋保暖肚臍，使自律神經恢復正常。
中厲兌

此種人可伏臥床上請他人踩一次背。

若是因自律神經異常引起嘔吐，不會很難過就可持續用前述方法治好嘔吐。

如果嘔吐時很難過，就有可能得胃潰瘍，或胃裡長疣，需至醫院接受檢查。

〈消除精神緊張的揉肚臍健康法⑫〉

胃痛

在肚臍放保溫砂袋，在梁丘放米粒

現代人有胃痛情形者頗多。與客戶或同事應酬、閒聊時，吃喝過多，或為解除壓力，大吃大喝，都是造成胃痛的原因。

若不是因暴飲暴食，而是因精神上的壓力，造成胃隱隱作痛的人也不少。這些人在其公司或家裡的桌子裡多備有胃藥。

形成「胃痛」和「肚子痛」的原因各異，但，感覺「肚子痛」時，很不易意識出，是胃還是胃以外，例如肝臟、腎臟在痛。一般的區別是，肚臍左上周圍疼痛是胃痛。

胃痛時請以保溫砂袋保暖肚臍約十分鐘。因保暖肚臍可使胃腸功能活潑，具有加快消化的效果，可使副交感神經發揮作用、緩和疼痛，如此做幾乎可治好胃痛，如果還會痛，在保暖肚臍的狀態下，刺激梁丘穴道。

此穴道位於離膝蓋骨，左腳是左上，右腳是右上，約三、四根手指之處。不清楚的人，

〔治好胃痛〕

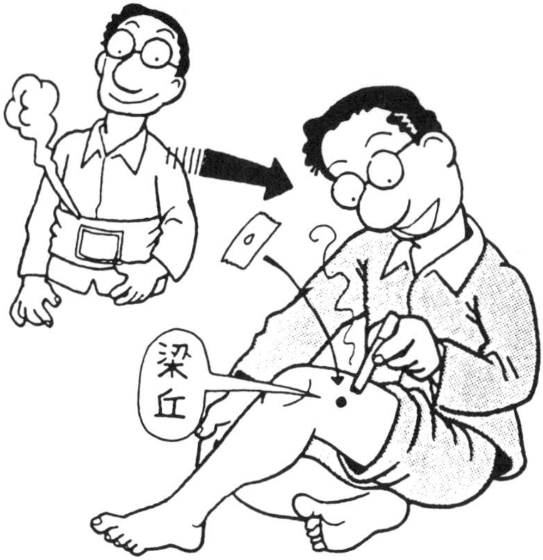

可彎曲腳呈一百二十度，露出膝蓋骨形，就易找到其位置了。

用手指壓會有痛感之處，就是梁丘。於此，用香煙灸或線香灸接近之，過熱就拿開，反覆此動作五、六次。然後，在此穴道貼上米粒。約十分鐘後，疼痛就會緩和下來。

〈消除精神疲勞的揉肚臍健康法⑬〉

圓形脫毛症

邊保暖肚臍，邊用牙籤刺禿頭部分

圓形脫毛症是忙碌的公司職員之隱憂。壓力過度是造成此症狀的主因，通常自己沒有發覺，經他人指出後才知道，而此又成為新煩惱的情形不少。

治療圓形脫毛症最有效果的方法是，保暖肚臍加上直接用艾草鍼灸。很多人誤以為，鍼灸會燒掉頭髮，使症狀更嚴重，我向各位保證，絕無此事。

頭髮雖會被燒掉，但那只是暫時性的，新的烏亮頭髮很快又會長出。好比，為治療打鼾，鍼灸師會在頭上的上星穴道扎灸，當時雖會燒掉頭髮，呈現禿頭狀態，但馬上又會長出髮質更好的頭髮。

這對某部分有圓形脫毛症者亦有效。做法是：在禿頭部分的頭皮和頭髮相接處鍼灸。如此，鍼灸過的地方就會長出頭髮。

反覆地做後，禿頭的面積會逐漸地變小。對鍼灸抗拒的人，可用牙籤刺禿頭部分，效果

〔治好圓形脫毛症〕

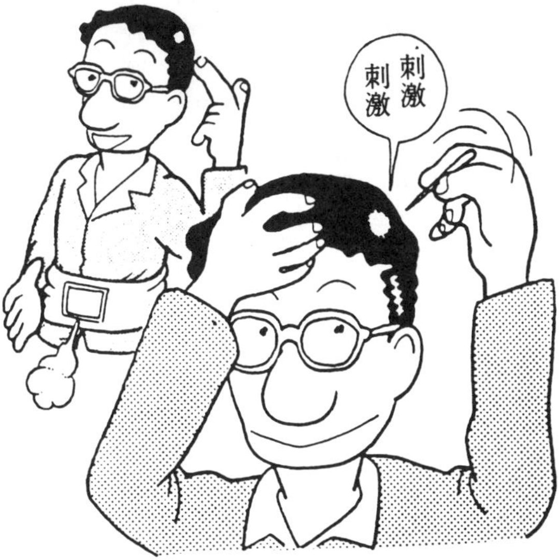

雖比不上鍼灸，但也可行。

鍼灸時，能提高其效果的就是保暖肚臍。造成圓形脫毛症的原因在於壓力，保暖肚臍可刺激自律神經，使因壓力而呈緊張狀態的神經得以鬆弛。

而沿著背骨用手指壓一壓，從上數來第三、四骨節附近會有痛感。請人用牙籤刺這兒，或施以香煙灸，更可提高揉肚臍健康法的效果。

〈消除精神疲勞的揉肚臍健康法⑭〉

暈車

在築賓、中脘貼米粒，坐車時揉肚臍

小時候為暈車所惱者，長大後多會自然治癒，但也有長大後仍為暈車所惱著。此種人，只要行車距離稍長一點就會暈車，因此，搭車旅行等活動，儘管想去也不敢參加。本人當然很受罪，旁邊的人看了也會受影響，實在是很麻煩的事。

暈車藥大都含有鎮靜作用的成分。暈車的人會因緊張使神經變得高昂，自律神經因而發生異變。因此，易暈車的人，乘車時，先揉肚臍五、六次即可。

如此可鎮靜神經，防止暈車。

如此做仍覺不安者，可在坐車前，刺激築賓穴道。找此穴道時，可把大拇指置於膝蓋頭內側，再延著與膝蓋內側結成一線的小腿上，放置食指、中指與無名指。而無名指碰到的地方就是築賓穴道了（如圖所示）。輕壓此處，易暈車的人，一壓就會有痛感。在左右腳的築賓上貼米粒。

〔防止暈車〕

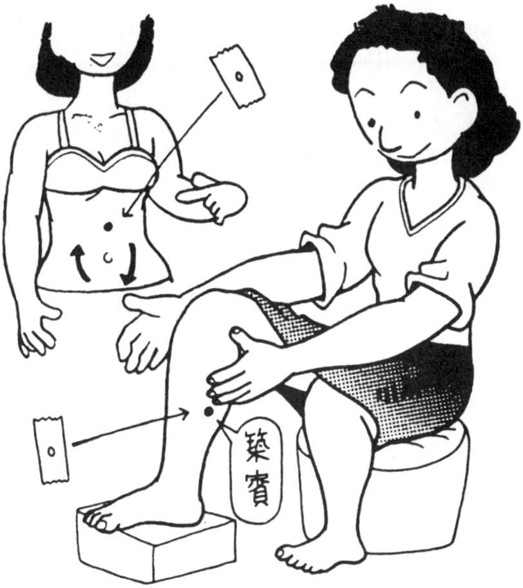

另一個是中脘穴道。此穴道位於肚臍和心窩的中央，在此穴道上也貼米粒。

在上述三個地方貼上米粒，就不會暈車了。

給小孩子貼時，應暗示他：「在這些地方貼上米粒，就不會暈車了。」

一感到暈車時，馬上揉肚臍，就可使心情穩定下來。

〈消除精神疲勞的揉肚臍健康法⑮〉

失眠

喝加砂糖的牛奶，在棉被裡揉肚臍

身體很疲倦頭腦卻清醒得很、躺在床上無法入眠，因睡不好而睡眠不足的人不少。而揉肚臍健康法可使此種人立刻入眠。

躺入棉被前，喝杯加砂糖的熱牛奶，再揉揉肚臍，不久就會想睡。如飯後就想睡般，吃些東西，有誘發睡覺的效果。

特別是牛奶，因其含有乳脂肪、卵磷脂的成分，可作用於腦誘發睡眠。加砂糖，是因糖分可作用於神經，讓人想睡，更增加效果。喝熱牛奶的原因是，吃冰冷食物會使交感神經緊張，不適合睡覺前攝取。

欲誘發想睡的心情，保暖肚臍外，把腳弄熱也有效果。

睡不著的人幾乎都是呈「頭熱腳寒」的狀態，與健康狀態「頭寒腳熱」正相反。只要把腳弄熱，就可恢復健康狀態。穿著襪子睡亦可，但多數人會覺得不舒服，因此，在棉被裡摩

〔治好失眠〕

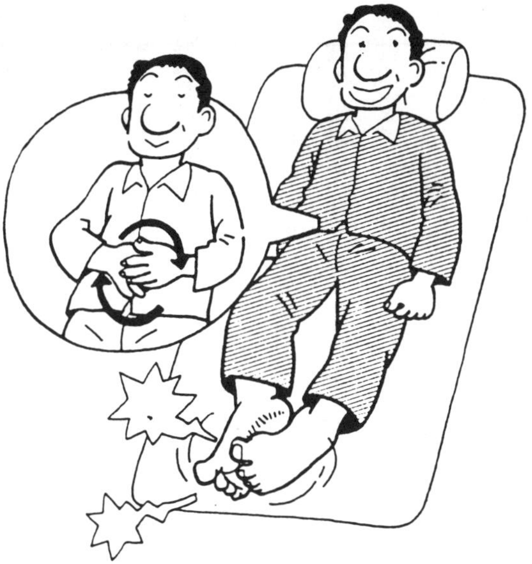

擦兩腳即可。

首先摩擦兩腳底。

接著摩擦拇趾兩側。然後以一腳腳底摩擦另一腳腳背，再換腳。

交互做這些動作就可使腳變得暖和。只要感覺腳變暖和就可停止摩擦，再慢慢的揉肚臍的話，不知不覺中就會入睡。

〈消除精神疲勞的揉肚臍健康法⑯〉

性慾減退

保暖肚臍約兩個禮拜後，再做溫冷交替法

肉體上的疲勞當然會造成性慾減退，而壓力和精神上的疲勞更會造成性慾減退。性慾減退時，除實行揉肚臍健康法外，也要注意飲食。具有飲食效果的是，紅蘿蔔和黑芝麻。吃法不限，每天起碼得吃二分之一支紅蘿蔔。喝紅蘿蔔汁亦可。把黑芝麻拌在飯裡，配紅蘿蔔吃效果更好。此種飲食療法需每天做。

但僅如是做不易完全去除精神上的壓力。

為使副交感神經高昂、去除壓力，需保暖肚臍。把保溫砂袋置於肚臍上，用腰帶固定，從早上到晚上持續保暖。只要連做兩個禮拜，就可去除壓力，穩定心情。

進行此飲食療法及保暖肚臍，幾乎所有的人都可治好，若仍然不行者，可刺激肚臍下約三根手指的關元穴道。使用牙籤，以稍微感到疼痛的程度，連續刺此處兩、三分鐘。

然後，與肚臍一起，用保溫砂袋保暖，更可提高效果。

〔提高性慾〕

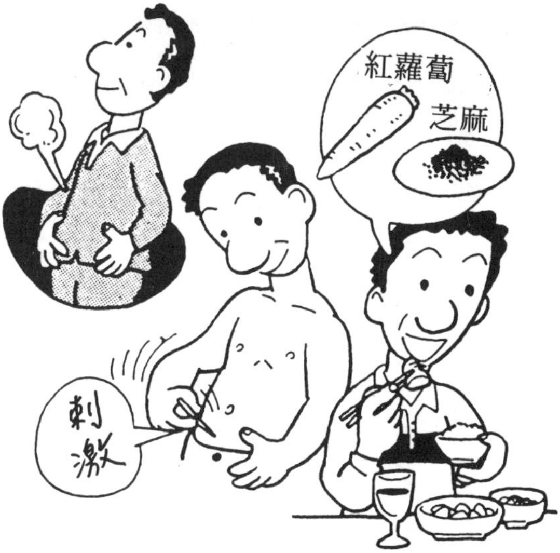

用香煙灸或線香灸，過熱就拿開，反覆五、六次的方法亦可。

持續此五、六天後，再先用熱水，然後用冷水，淋肚臍到陰莖間。不必太在意時間。全憑自己感覺去做。

反覆地冷熱水，可使血行良好，提高性慾。

〈消除精神疲勞的揉肚臍健康法⑰〉

早洩、性無能

乾布按摩後，揉肚臍

若說治療早洩和性無能的方法相同，覺得意外的人一定很多。以東方醫學來說，不論是早洩或性無能，都被視為因性器功能不佳所引起。所以，只要使性器功能正常發揮，就可改善早洩和性無能。

欲使性器正常發揮功能，首要注意全身的健康情形。使用健康刷按摩全身，或用乾布按摩刺激皮膚，皆可使全身的血行變好，產生活力。

與全身按摩具有同樣效果的是，以冷熱水交替淋陰部的方法，奉勸各位做做看。也有人實行用冰敷睪丸的方法，但，除冰敷外再熱敷，更能使血行良好，持續效果。以冷水和溫水交互淋浴的時間，約五分鐘的程度就足矣。

然後，再揉肚臍周圍約五、六分鐘。此可使自律神經發揮功能，對性器恢復正常功能有效果。導致性無能的原因多為精神上的緊張，而保暖肚臍可鬆弛緊張的精神。

〔治好早洩、性無能〕

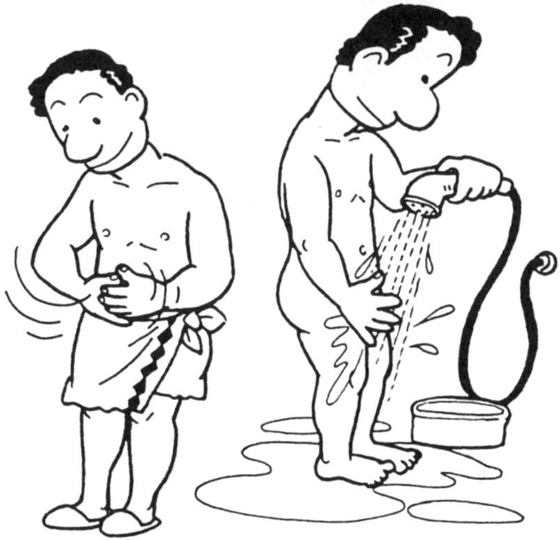

若有早洩的情形，只要做愛時顧及對方的心情，就能自然治好。顧及對方的心情，就能產生充裕的態度，也就不會早洩了。

飲食也很重要。芝痲和紅蘿蔔是具有強壯效果的食物。尤其是紅蘿蔔，效果尤佳。每天吃這些食物，可提高揉肚臍健康法的效果。

〈消除精神疲勞的揉肚臍健康法⑱〉

生理不順

壓三陰交、血海等穴道，保暖肚臍

該來的生理還沒來。原因有：因節食沒有攝取足夠的營養，因精神上的壓力導致荷爾蒙分泌異常，或子宮的位置有異。

子宮位置有異是指，此正常位置往前傾，或相反的往後傾的情形而言。像這些人多有生理痛的毛病，有必要請教專門醫師。

若是荷爾蒙分泌異常，揉肚臍就可發揮很大的效果。一般婦女疾病，只需揉肚臍就能得到很大的效果。

在揉肚臍前，先指壓位於腳踝內側約十公分上的三陰交穴道，及膝蓋骨內側約三、四隻手指上的血海穴道，壓一次三秒鐘，約壓五、六次。壓此處會痛的人，可能是子宮功能能較弱，也可能是器官本質上的問題，應請教專門醫師較好。

接著，指壓位於腰處的腎俞。此穴道具有使女性荷爾蒙分泌良好的功能。同樣地，一壓

〔治好生理不順〕

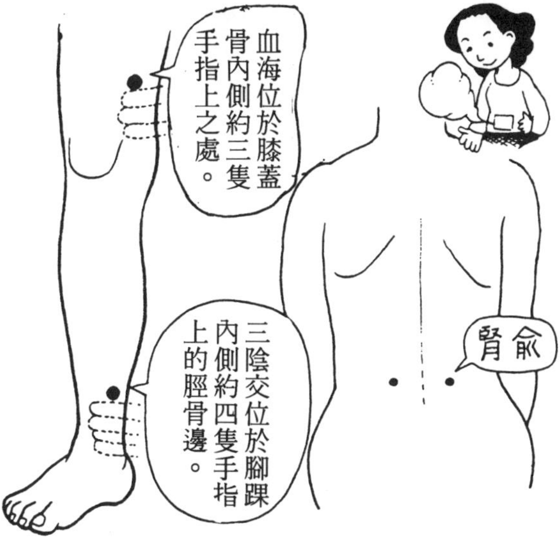
血海位於膝蓋骨內側約三隻手指上之處。
三陰交位於腳踝內側約四隻手指上的脛骨邊。
腎俞

三秒鐘，約壓五、六次。

刺激這些穴道後，再用保溫砂袋保暖肚臍約十分鐘。如此，可增加剛才的刺激效果。在下一次生理來之前，應每天持續地給與這些穴道刺激。

又，寒症也是造成生理不順的原因。此種情形，只需保暖肚臍，就有十足的效果。

生理不順，除不易懷孕外，身體也會變得很差。請別放著不管，用揉肚臍健康法來治好它吧。

〈消除精神疲勞的揉肚臍健康法⑲〉

夜尿症、頻尿

保暖肚臍下的中極，吃銀杏

很多小孩子患的夜尿症，及很多老年人有的頻尿情形，多因某種精神方面的不安感，所引起的情況。當然，老年人會頻尿，與機能本身變弱有關。亦即，因膀胱括約肌的弱體化及前列腺肥大，使一次的量尿變少，而增加了上廁所的次數。

不論哪一種，刺激位於肚臍下約四指處的中極穴道，就可得到很好的效果。保暖此處，可使製造尿的腎臟功能變好，排尿情形也會變好。中極在膀胱上，保暖此處，可使製尿的腎臟、儲尿排尿的膀胱之附近血液循環變活潑。

因寒症頻上廁所的道理與此相同，由於肚臍及其周圍冰冷，使前列腺和膀胱括約肌的功能變弱。因此，以肚臍為中心至中極處，加以保暖的話，就可使血液循環變好，機能恢復正常，小便自然會恢復正常。

而刺激穴道也可改善頻尿。刺激背上的身柱穴道可使小便間隔拉遠。

〔防止頻尿〕

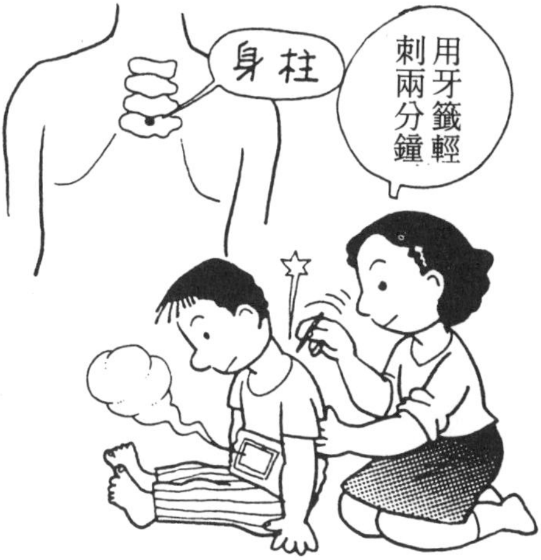

　　在肩胛骨與其最下面間所連成的線中間，用市售的簡易灸刺激三、三回，可治好神經過敏。若為小孩子，此灸的刺激可能會過強，可用牙籤輕輕刺之。約兩分鐘即可。

　　每天炒五粒銀杏吃，也可使排尿間隔拉遠。

　　古昔，新娘出嫁前，都得吃銀杏。因為，坐在轎上的時間很長，中途無法上廁所，所以用此方法來拉長排尿的間隔。

〈消除精神疲勞的揉肚臍健康法⑳〉

夜泣

揉肚臍後，用牙籤刺身柱

年輕夫妻為嬰兒夜泣煩惱者頗多，其中，甚至因此而導致失眠。尤其是大家庭，或住在公寓者，更會變得神經兮兮。會夜泣的嬰兒多為第一胎，第二胎、第三胎的孩子就不多見。或許是因寵愛過度，使其習慣化。

白天大家爭著逗弄，在此原因下，變得興奮而形成睡眠很淺的情形有之。嬰兒晚上一哭，大人就打開電燈安撫、逗弄，使他養成半夜一醒來就想玩的習慣之情形也有。又，因神經過敏夜泣的嬰孩也常見。

總之，嬰孩會夜泣多為神經興奮所引起，而揉肚臍健康法可予以鎮靜。

一般說來，嬰孩夜泣時，只要為他揉揉肚臍，他的神經就會穩定下來，靜靜地睡著。把兩手掌摩擦生熱，輕輕按摩肚臍兩、三分鐘即可。不只是夜泣時，在睡前或睡著時也可做，如此就可預防夜泣。

〔防止夜泣〕

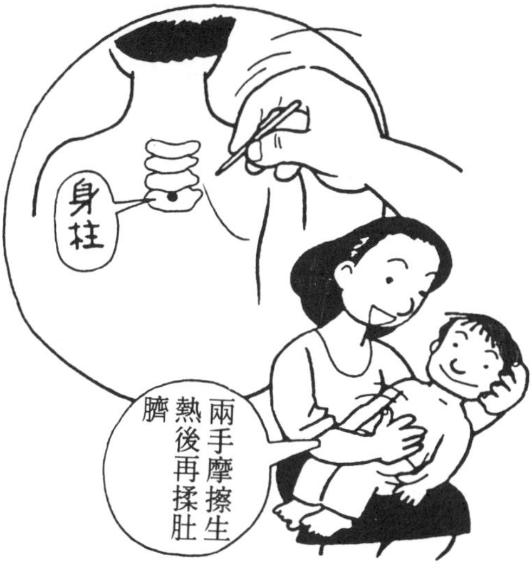

把手掌放在肚臍上，輕輕按摩即可，但，母親若有寒症，嬰孩會對此有敏感的反應，所以，把兩手掌摩擦生熱，再為其按摩較好。

如果這樣還無法治好夜泣的話，請找出鎮靜神經的名穴，位於第三和第四胸椎間的身柱。

從髮根沿著背骨壓一壓，應有孩子突然激烈反應之處。那兒就是身柱穴道。用牙籤輕輕刺激該處兩分鐘。結束後，再輕輕地按摩此處更佳。

這些為讓「揉肚臍效果」增加十倍的穴道

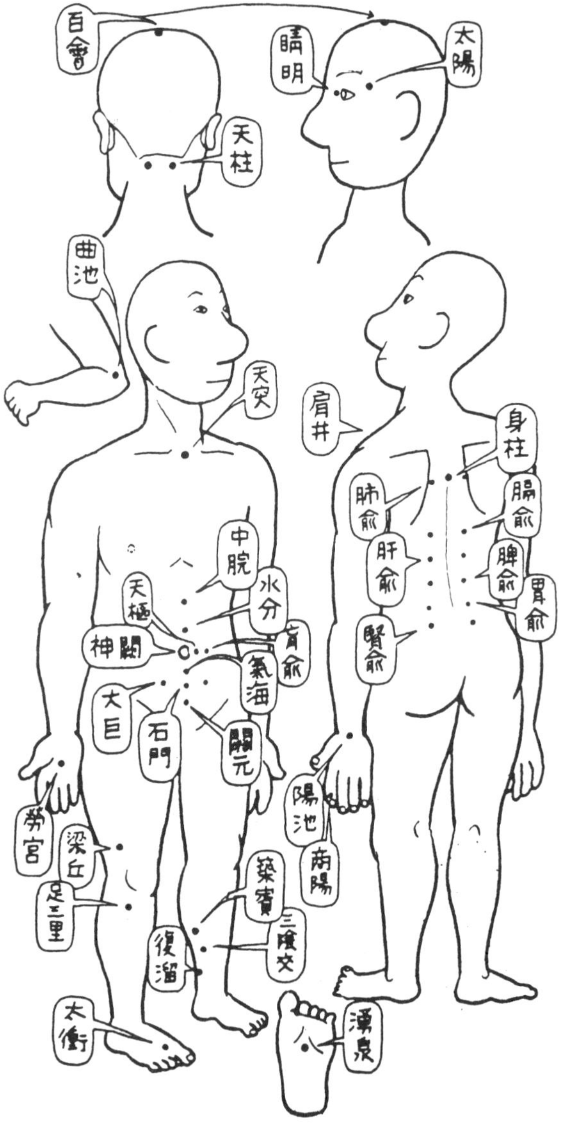

第三章　消除身體疲勞的揉肚臍健康法

從肩膀酸痛、腰痛、動悸……到喘不過氣

〈消除身體疲勞的揉肚臍健康法①〉

感冒的初期症狀

保暖肚臍、以吹風機吹頸子根部

當天氣突然轉涼，或被雨淋濕時，我們常會覺得一陣寒氣而打噴嚏。此即為感冒的初期症狀，此時，應立刻保暖身體。

一有感冒的跡象，請先用保溫砂袋保暖肚臍。

接著，用吹風機吹對感冒有效，位於頸子根部和背間的風門、大椎穴道。皮膚感到燙時就拿開，冷時就靠近吹，只要反覆七、八次，身體就會逐漸暖和起來。

然後，再以蕺菜汁漱口。大藥局皆有售盒裝的蕺菜，很易買到。以它漱口，或當茶喝皆可。對於細菌性的流行性感冒，它或許無效，但對只是流鼻水、喉嚨痛等初期階段的感冒，卻能立即見效。

在感冒初期即予治好，是最好不過了。稍覺感冒，在寒冷的天氣又得外出時，可在腳底放兩、三根辣椒，穿上兩雙襪子，或放在襪子與鞋子間。如此，可透過辣椒刺激腳底保暖足

〔治好感冒〕

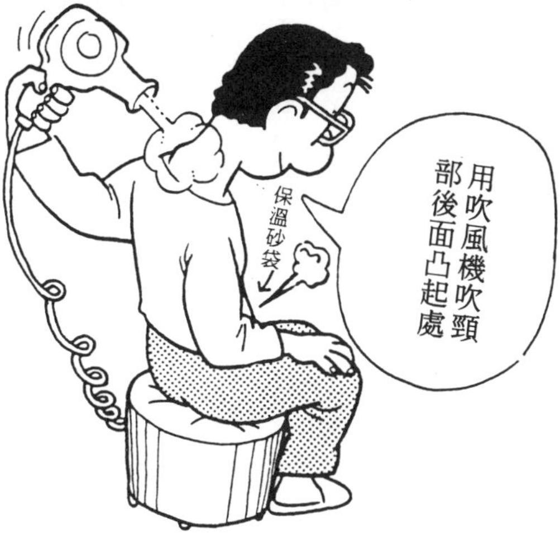

部。就如同保暖肚臍般，保暖肚子和保暖腳部，都可使全身暖和。

為小心起見，放辣椒也好，用保溫砂袋保暖肚臍也好，在治好前，應整天放著較好。

但，有些人會因保溫砂袋過熱而受不了，有時保溫砂袋又會不夠熱，前者可隔著衣服放置，後者則應重換一包，即有必要注意溫度的調節。

〈消除身體疲勞的揉肚臍健康法②〉

夏季感冒

用肚兜等保暖肚子、時時揉肚臍

最容易被人們忽視的就是夏季感冒了。由於天氣炎熱，人們總是不注意保暖肚子，因而使得夏季感冒，難以治好，拖延時間很長。

正如第一章所提，以往造成小孩夏天死因最多的，在於腹部著涼。腹部一著涼，身體就會變弱，而演變成嚴重至死的情形很多。引起夏季感冒的原因多為腹部著涼，無論如何，請注意此點。只要感覺怪怪的，請趕快保暖肚臍。

因氣溫高而掉以輕心，以幾乎全裸模樣睡覺的人不少，而肚子著涼，就很易引起感冒。即使炎熱的夏天，也要以肚臍為中心保暖肚子。冬天由於天氣寒冷，全身容易發冷，所以需保暖全身。

使用保溫砂袋貼在肚臍上即可，若沒有保溫砂袋，也不需去買，用肚兜也行，有空時就揉揉肚臍，總之，需留意保持腹部處於暖和的狀態。

〔治好夏季感冒〕

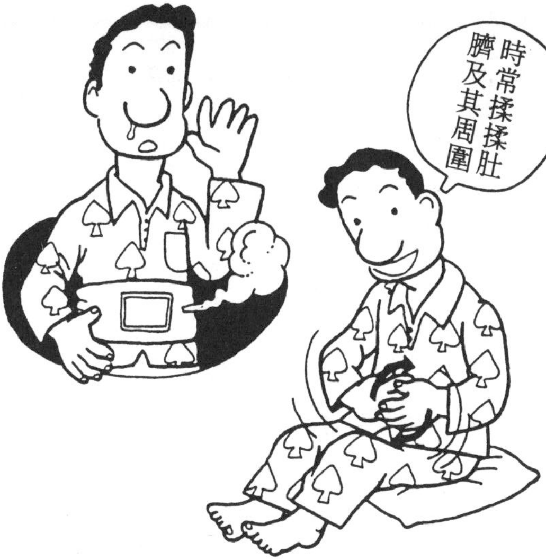

但睡覺時需拿掉保溫砂袋和肚兜。拿掉保溫砂袋，是為防止燙傷，拿掉肚兜，是因它會妨礙睡覺。而睡覺時，請穿上睡衣，蓋好棉被。

又，就算保暖肚臍，若暴飲暴食也沒用。應避免吃冷食，口渴時，也必需喝熱飲。

〈消除身體疲勞的揉肚臍健康法③〉

喉嚨痛

用保溫砂袋保暖肚臍，用薑灸或濕布用於喉嚨

引起喉嚨發炎的原因很多，例如：抽煙過多、空氣混濁，唱卡拉OK過久等。若認為只是輕微發炎而置之不理的話，有可能變成喉嚨腫大，影響呼吸。所以，在稍痛或不舒服感的階段，就該儘速治療，才不會把病情拖嚴重。

保暖肚臍，有鎮靜作用。首先，把保溫砂袋放在肚臍上保暖肚臍，再併用接下來將說明的薑灸或濕布。

在肚臍保暖的狀態下進行薑灸，效果更高。喉嚨痛，表示交感神經處於緊張狀態，而使副交感神經高昂、交感神經鎮靜，就可快速治好。

可去除喉嚨發炎的穴道，叫做天突。左右鎮骨中央凹陷處，就是天突所在位置。請在此部分予以薑灸，方法是：在厚約兩、三公厘的薑上放些艾草，直接點火燒。過熱時即取下，如此反覆五、六次。薑直擴張血管、抑制炎症的作用。

〔去除喉嚨痛〕

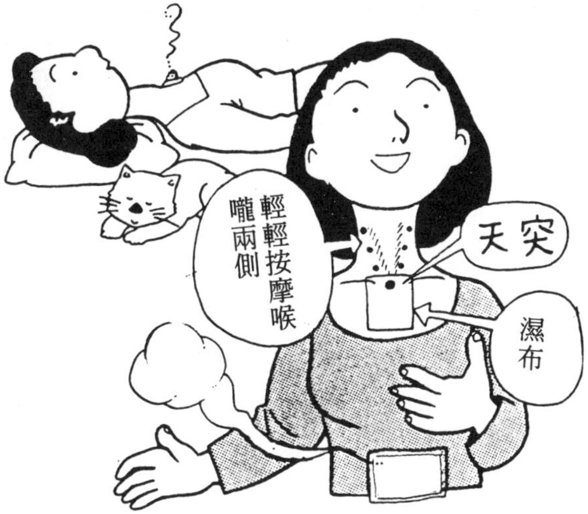

現在藥局皆售有一般人都會做的簡易灸，用此亦可。

在此時輕輕按摩喉嚨旁兩側是重點。請由上往下壓一、兩次。

怕薑灸的人，可在喉嚨上擦薑，再灑些麵粉在濕布上黏貼於喉嚨上。約五分鐘至十分鐘疼痛就會去除。此外，喝茄汁，或用鹽水漱口也有效果。

〈消除身體疲勞的肚臍健康法④〉

吃的過撐

揉肚臍後，用吹風機保暖肋骨最下面部分

不僅是暴飲暴食，有時累的毫無食慾，為了身體而勉強吃一大堆東西的情形亦有。

但是，如此不但沒有恢復元氣，反而覺得不舒服想嘔吐的經驗，應該很多人有過吧。而揉肚臍健康法，對此種嘔吐感最能發揮效果了。

首先，把手掌摩擦生熱，置於肚臍上。保暖肚臍，可刺激內臟，刺激胃腸。兩手放在肚臍兩、三分鐘後，接著，再把雙手放在位於肚臍和心窩中間的中脘穴道。用食指、中指、無名指三根手指，以壓凹肚子約兩公分程度的強度，壓五、六次。

保暖肚臍、指壓中脘，可改善內臟的血液循環。最後，同樣地以剛才那三根手指，按摩肋骨的最下面部分。由中央向外側，左右慢慢地撫摸即可。

如此做五、六次後，胃的功能會變得活潑，作嘔感也就能治好。為持續此效果，在按摩結果後，請在中脘穴道貼上米粒。只要貼半天左右，就可使疲憊的胃完全恢復。

〔抑制作嘔〕

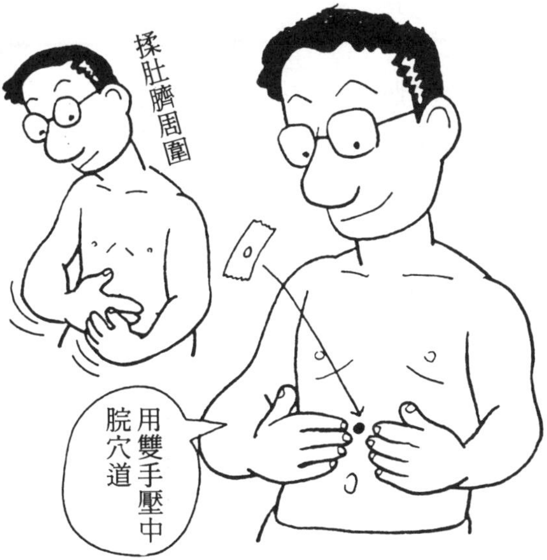

用吹風機吹也很有效果。以吹風機的微弱風吹肚臍約一分鐘。

然後，加上中脘，及離中脘十公分左右處，計三個定點，用吹風機保溫。

太熱就拿開，再保溫加兩點，反覆一、兩次後，內臟的血液循環就會變好。然後再照前述說明，按摩中脘。

〈消除身體疲勞的揉肚臍健康法⑤〉

顏面神經痛

用保溫砂袋保暖肚臍，按摩臉痛之處

位於耳垂後面、耳根附近的翳風穴道，與臉部神經相接連，別名三叉神經痛的顏面神經痛，就是此處神經出了問題所引起的。

因此，刺激此翳風穴道，是治療的第一步。要刺激翳風時，應邊保暖肚臍邊進行。讓自律神經發揮功能，使神經及肌肉柔軟，便是其理由。顏面神經疼痛時，稍微刺激翳風便會感到相當疼痛，以感到不太疼痛程度的強度，用拇指按壓二、三分鐘，繼續給予刺激。

接著，將引起神經痛的顏面部分，像撫摸般輕輕按摩。給顏面摩擦，等暖和起來後，便仔細地按摩整個顏面，約花上五分鐘。

顏面變熱後，可以在肚臍上放白金懷爐，然後將顏面疼痛的部分貼著白金懷爐，使熱度再加高。加熱的時間，一個部位約一〇秒的程度即可。白金懷爐的熱度升高後，稍微移開一點，讓熱度冷卻，如此反覆加熱，整個顏面加熱三分鐘。

〔治好顏面神經痛〕

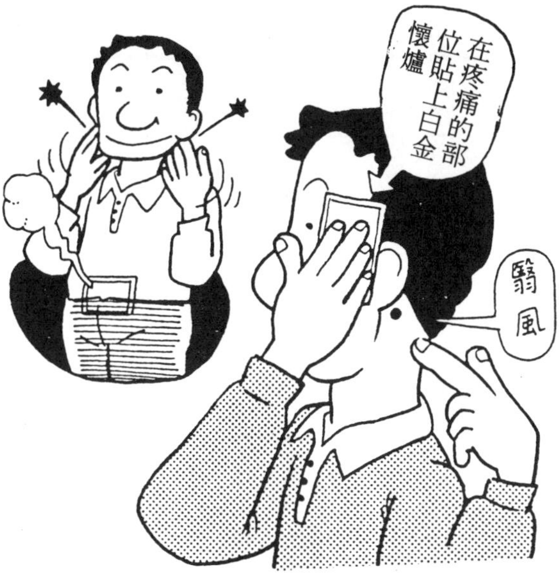

這種治療法，對於顏面神經痲痺也有效。神經痲痺並沒有疼痛的症狀，但眼睛會打不開，或是嘴巴無法合攏，顏面逐漸扭曲。除了腦性痲痺之外，吹了冷風，壓力及疲勞累積過多時，都容易引起如此的症狀。

不過，神經痲痺是無法立刻完全治癒的病症。覺得情況好轉時卻又復發，是常見的情形，沒有出現症狀時，也應儘量保暖肚臍，繼續實行健康法，這才是最重要的。

〈消除身體疲勞的揉肚臍健康法⑥〉

黑眼圈

對使腎強化的穴道加以刺激，保暖肚臍

不知不覺玩到三更半夜而疼痛，翌日一看鏡子；眼下一片烏黑形成黑眼圈的經驗，不知你是否有過？有人很容易形成黑眼圈，也有人不容易形成黑眼圈，最近，可以二十四小時玩樂的地方增多，眼下形成黑眼圈的人，無論是男性或女性都日益增加了。

在漢方中，眼下有黑眼圈被認為是腎弱的證據。腎臟衰弱時，人很容易疲勞，而眼下的黑眼圈，是腎臟疲勞及酷使眼睛所致。

眼下的黑眼圈，用揉肚臍健康法，可以消除腎臟及眼睛的疲勞，要給予肚臍刺激時，首先，和腎臟關係最深的穴道是背部的腎俞，以及腎俞之上的肝俞，對這些穴道及眼睛加以指壓。

腎俞及肝俞的位置，是在背部最中央處。關於腎俞及肝俞的詳細位置，在「食慾不振」一項有說明，請作為參考，找出正確的穴道位置。當然，外行人進行時不太正確也無妨，只

〔消除眼下的黑眼圈〕

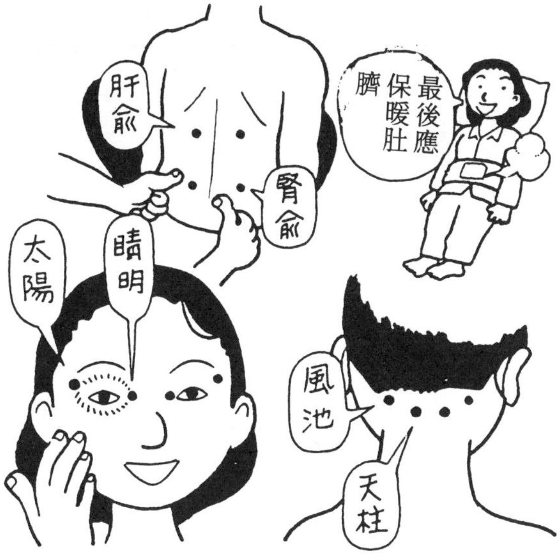

要在此周圍附近的位置都可以。在此位置一次按壓三秒，按壓五、六次看看。

在眼睛的周圍輕輕地指壓，不需太用力即可，尤其是睛明及太陽等穴道，應仔細地加以指壓，一次約三秒，指壓一、二次即可。

然後，在頸部的天柱、風池等穴道指壓，一次三秒，指壓五、六次。如果不容易找到這兩個穴道的話，在頸部後面貼著手指，左右搖動，如此一來，也可達到刺激的效果。

這些穴道，具有使腎臟功能強化的作用。最後，不要忘記以十分鐘的程度保暖肚臍。因為，保暖肚臍可消除疲勞，並鎮定神經，比剛才的指壓更能發揮效果。

〈消除身體疲勞的揉肚臍健康法⑦〉

嘴唇乾裂

對降低脾、胃熱度的穴道加以指壓，最後保暖肚臍

嘴唇乾裂，為此深感困惑，是冬天常見的事情。尤其是女性們，口紅會塗得效果不佳，必須經常將護唇膏帶在身邊才行。冬天成了她們最不喜歡的季節。這是因為空氣乾燥，所以嘴巴容易乾燥，而由於寒冷，嘴唇也更容易粗糙、裂開。但是，也有胃腸衰弱，以致使嘴唇乾燥、粗糙。消化器官的黏膜發炎時，因為火氣上升的緣故，嘴唇也會乾燥而粗糙。

在漢方中，這樣的火氣，稱為脾、胃的火氣。要降低脾、胃的火氣，就必須強化胃腸。嘗試揉肚臍健康，將脾、胃的火氣降低，使胃腸更為強健。揉肚臍之外，腰部稍微上面一點的脾俞，以及腳踝上面約十公分的地方有三陰交，利用這些穴道即可。三陰交是對女性特別有效果的穴道，也被稱為「女之三里」。以男性而言，在腳的外側有稱為「足三里」的穴道，或是腳拇趾根部也有稱為太印的穴道，一併加以刺激時，便可產生效果。

這些穴道都是屬於脾、胃的經絡。一次三秒，按壓五、六次。

〔治好嘴唇乾裂〕

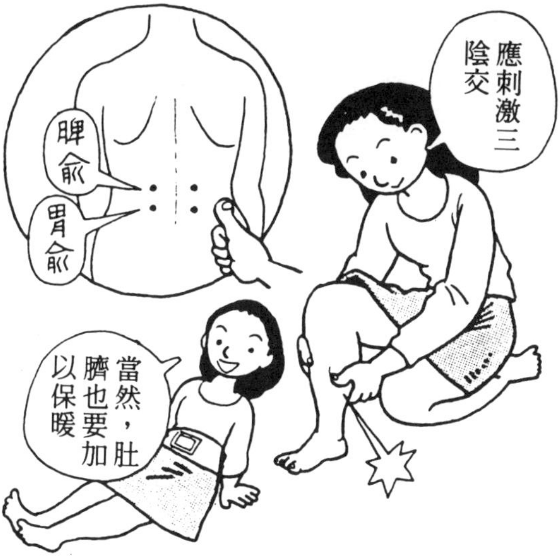

對肚臍及上述的穴道加以刺激後，最後將用完即丟的白金懷爐貼在腹部來加以保暖。如此一來，胃腸的功能便會活潑起來，血液循環會更良好。不僅可提高刺激穴道的效果，更具有使胃腸的功能得以改善的效用。

再者，平日多攝取維生素C也是一個好方法。維生素有袪熱的作用，當然，它也能降低脾、胃的熱度。

維生素C從水果及蔬菜中攝取最好，不容易從每天的飲食中攝取的人，利用維他命劑及飲料也無妨。護唇膏在產生效果之前應一直利用，可以說是應急處置。

〈消除身體疲勞的揉肚臍健康法⑧〉

牙齒浮腫

邊保暖肚臍邊請人按壓肩井

累積壓力，身體狀況受到破壞而症狀出現於牙齒的人，似乎也很多。這樣的情形，刺激副交感神經，讓神經得以休息，便有其必要，並將肚臍慢慢地揉五、六分鐘。

除此之外，還有和牙齒有關聯的穴道，和肚臍併用嘗試看看，效果應可提高。從肩膀到背部有稱為僧帽肌的肌肉。職業摔角手或相撲選手、從事運動的人，從頸部的根部到肩膀間的中央，鼓起來的地方便是此肌肉。

在僧帽肌的正中央，有一個稱為肩井的穴道，按壓這部位，對牙齒會產生良好的刺激。不過，想要自己繞著頸部來按壓並不容易使力，請人來做比較好，坐下來請人從後面按壓也可以。俯臥著，請人從頭部按壓的話，用力的程度恰好。無論如何必須自己按壓的人，可以使用健康按摩棒之類的道具。

請人按壓的時候，壓的人邊吐氣邊壓比較能用力，也比較容易按壓。一次壓三秒，做五

〔消除牙齒的浮腫〕

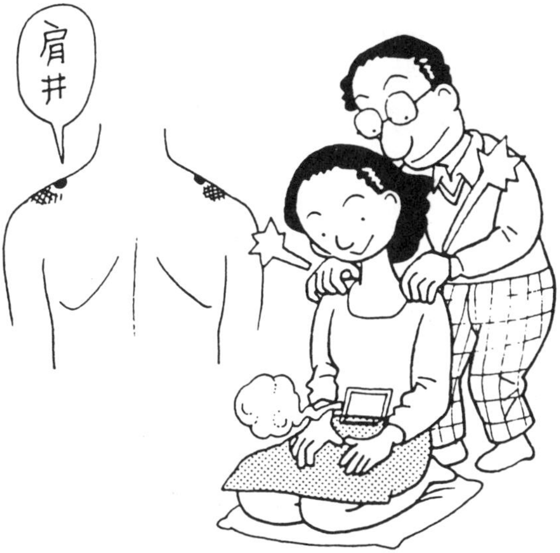

、六次。吸氣、吐氣……，按照一定的節奏壓壓看。此時，被壓的人應鬆弛身體的力量。

按壓完肩井這個穴道後，接著，在靠近肩膀二、三公分的地方用手指動一動，指壓一下，這裡並沒有任何特別的穴道名稱，指壓這裡的話，肩膀會輕鬆起來，同時牙齒也會輕鬆起來。

頸部的根部及肩膀任一邊的正中央，從這裡向外二、三公分的地方，便是肩井的位置，正確的位置似乎並不容易得知，但是沒有必要那麼嚴格，用目測，大約的位置便可壓壓看，如果覺得舒服就可以按壓。

〈消除身體疲勞的揉肚臍健康法⑨〉

口內炎

邊保暖肚臍，邊對曲池做溫灸

口內炎是口腔黏膜所出現的炎症，疲勞、營養不足時都很容易發生。嘴巴裡紅腫起來，並伴隨著疼痛。感到不舒服時，吃東西就變成一件討厭的事。有時，整個臉部都紅腫起來、發燒，是很棘手的症狀。如果放任不管的話，身體本身會虛弱下去，最好是及早設法治療。

也就是要將肚臍保暖，如此便能使炎症穩定下來。由於副交感神經的功能，疼痛也會緩和下來。

將肚臍保暖，疼痛便可得到緩解，但如果要做根本性的治療，就要使用另一個不同的穴道。能治好口內炎的穴道，是曲池的變動穴。將手臂彎曲時會有皺褶產生，這裡便是曲池。而在此皺褶的前端，以二～三隻手指的距離，往肩膀上壓，普通人按壓這個部位會比別的部位稍微疼痛，口內炎患者，則會感到疼痛難當。在這裡做溫灸、薑灸做五、六次，或簡單地用香菸灸或線香灸做十次。

〔治好口內炎〕

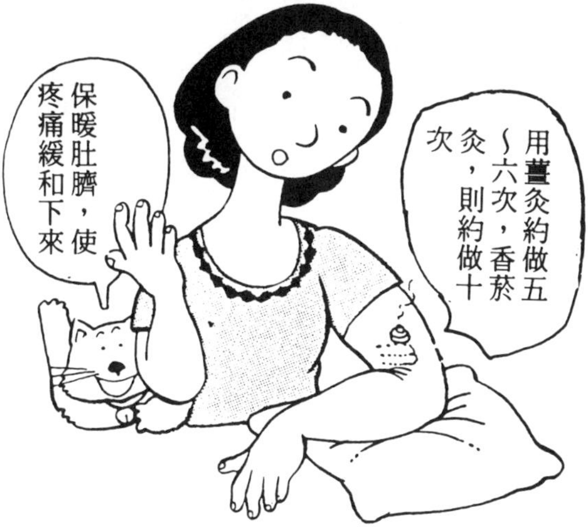
用薑灸約做五～六次，香菸灸，則約做十次
保暖肚臍，使疼痛緩和下來

更直接的方法，是使用茄子的蒂。將茄子的蒂放在平底鍋中，蓋上蓋子，然後讓茄子的蒂燒煮，燒到沒有煙，把它燒成黑炭。當變成黑炭後，就將火熄滅，將蒂取出，用硬的東西搥細，成為粉末狀。

將粉末沾在牙刷上，對口內炎的部份輕柔地直接摩擦。如此便能穩定炎症，也是一個好方法，不過，還是將茄子的蒂燒成黑炭比較有效。

做這些事情時，也要保暖肚臍，這是對消除身體疲勞很有效的方法，對儘早治好口內炎也有所助益。

〈消除身體疲勞的揉肚臍健康法⑩〉

落枕

保暖肚臍，患部用冷濕布或溫濕布冷敷

最近，系統工程師或文字處理機的操作員等，長時間保持同一姿勢工作的職業增加了。諸如此類的工作，幾乎沒有活動身體的機會，全身的肌肉也容易變得僵硬，尤其是頸部周圍的肌肉日漸僵硬，變成不易轉動的狀態。此時若是再加上疲勞，睡覺時就很容易在翻身中扭到頸部，常變成落枕的狀態，疼痛不堪。

像這樣的落枕症狀，揉肚臍健康法並保暖肚臍，是最有效的方法。因為，保暖肚臍會提高副交感神經的功能，減輕疼痛的程度，全身肌肉的緊張也鬆弛下來。

然後，將肚臍約保暖十分鐘，對感到疼痛的部分貼上濕布。將蘿蔔剁成泥，包在紗布或濕布裡也可以，或是用市售的濕布藥貼上去。

並不是用濕布將感覺疼痛的部分冷卻，而用完即丟的白金懷爐來保暖，則更具效果。不管用哪一種方法，以自己感到舒服的方法來進行即可。

〔消除頸部的疼痛〕

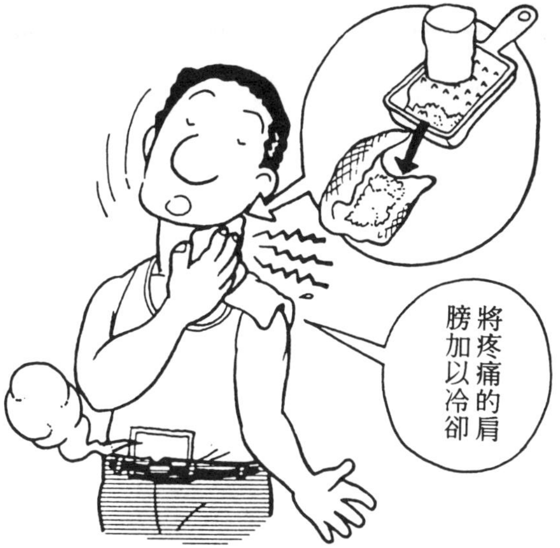

此時，有一件事必須注意，落枕發生時如果想勉強彎曲頭部的話，不僅頸部的肌肉，連肩膀的肌肉都會變得輕鬆，疼痛一掃而空。因為頸部和肩膀的肌肉相連，所以頸部的肌肉受傷時，肩膀的肌肉也會受傷，因此，不僅是頸部，應從頸部到肩膀廣範圍地加以冷敷。濕布藥乾了就要換新的。等疼痛逐漸消失後，再慢慢地轉動頸部，一點一點地動一動頸部，慢慢地擴大轉動的範圍。

如此反覆做下去，通常二、三天便可治好落枕，如果疼痛仍無法消除時，可能是頸椎等骨骼有異常，最好是找專科醫師商談。

〈消除身體疲勞的揉肚臍健康法⑪〉

肩膀痠痛

保暖肚臍，兩肩貼上濕布

肩膀痠痛的原因，要數的話是數不清的。工作疲勞、肉體疲勞、眼睛使用過度、牙痛、胃腸衰弱……，各種疾病以肩膀疼痛的症狀呈現。眼睛和肩膀的血管相關聯，牙齒的神經也和肩膀相關聯。

總之，不管什麼原因，如果血液循環不良，便會引起肩膀痠痛，自己雖然沒有發覺，但一旦有肩膀痠痛，一定是某個部位有某種疾病的可能性極高，必須加以注意。相反地，有時肩膀痠痛也會形成疾病的起因，所以不要認為只是肩膀痠痛而漠視它。

無論原因是什麼，肩膀痠痛的根本性治療法，以保暖肚臍最佳。尤其是自律神經的變調所引起的肩膀痠痛，只要將肚臍保暖十分鐘，會使自律神經恢復正常的狀態，效果極高。此時，只用手掌揉一揉來保暖是無濟於事的，消除肩膀痠痛的效果不易出現。

僅僅保暖肚臍便治好肩膀痛的人很多，但這樣仍無法消除肩膀痠痛時，將蘿蔔剁成泥，

〔消除肩膀痠痛〕

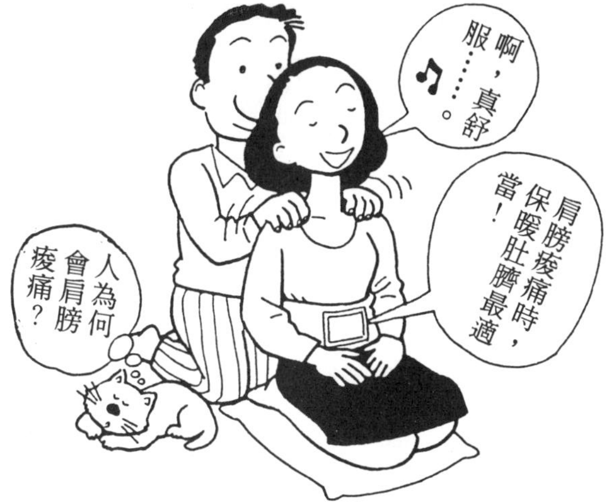
啊，真舒服……♪。
肩膀痠痛時，保暖肚臍最適當！
人為何會肩膀痠痛？

包在紗布裡，直接放在肩膀上，貼上絆創膏做的冷濕布。蘿蔔泥從熱起來到堅硬為止，約需貼上一小時，一天換二、三次。通將薑剁成泥貼上去，也有同樣的效果。通常單邊的肩膀痠痛較多，但有時兩肩都給予濕布會比較有效果。

肩膀痠痛，是由於疲勞而產生的肉體毒素留在肩膀的肌肉上，引起炎症。

用濕布來貼確實很有效果，更快的方法，是平日常做拍打肩膀或請人來揉、按摩、拍打兩肩一〇～一五分鐘，就非常有效果。當然，此時也應一面保暖肚臍，千萬不可忘記。

〈消除身體疲勞的揉肚臍健康法⑫〉

胃弱

從肚臍到中脘加以搓揉，指壓胃的六灸

胃弱、胃下垂、胃遲緩等胃功能不佳時，對胃保暖是非常有效的方法。以肚臍為中心，用用完即丟的白金懷爐來保暖，如此胃弱的情形便能獲得相當的改善。

如果要更快地提高效果，應刺激位於腹部稱為中脘的穴道。中脘是距離肚臍上方約十二公分的地方，位於心窩和肚臍正中央之間的穴道。將此穴道按壓五、六次，但不要一次壓得太用力。在中脘上放三隻手指，上面再放另一隻手，從中脘到肚臍，慢慢地向時鐘的方向轉動，按壓下去，如此花上二、三分鐘來進行。

接著，按壓背部稱為「胃的六灸」的穴道。胃的六灸，是膈俞、肝俞、脾俞等穴道，在身體左右各二個。

膈俞位於肩胛骨最下方的線加以聯結的線上，距離背骨的左右各四公分的地方。從膈俞再往胯下四公分的地方，便是肝俞。從肝俞往下四公分的地方便是脾俞。

〔使胃強健〕

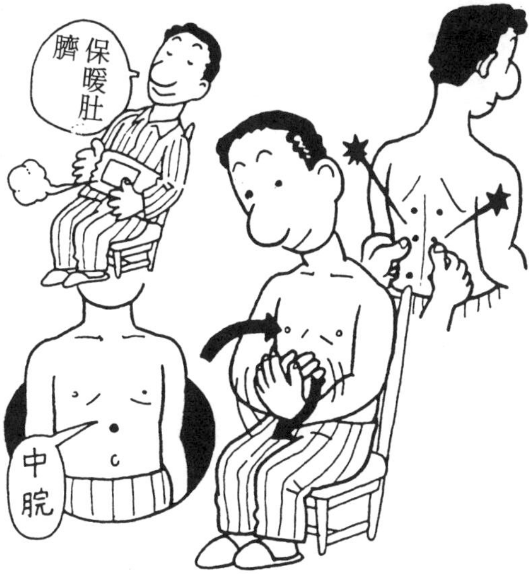

不知道正確的穴道位置，沒有關係。距離背骨的兩肋四公分的地方，或是從肩胛骨往下壓下去都可以。一次三秒，各約壓五、六次。按壓的時候，用拇指壓會感到疲勞，壓的人將肩膀傾斜，利用體重比較好。絕對不要過份地加上體重來壓，否則會疼痛，這點應適當地調整。

腳的小腿外側有稱為足三里的穴道，將點了火的香菸靠近此穴道做溫灸，或是用線香靠近來做線香灸，也很有效果。將香菸或線香的火靠近穴道，熱了之後便離開，這樣反覆五、六次。

貼在肚臍上的白金懷爐，應一直放到胃的狀況轉佳為止。

〈消除身體疲勞的揉肚臍健康法⑬〉

打嗝

用睛明抑止打嗝後，揉肚臍防止復發

打嗝是由於橫隔膜的痙攣所引起。雖說沒有人因打嗝而致死，但將飯菜翻倒或重要的話無法說出來等不便的事，仍會發生，有一部分的人打嗝時間很長，原因可能是身體狀況已毀壞，最好是能防止惡化下去。

自古以來，常用的方法是將水慢慢地喝下去，或是在適當的時機嚇唬打嗝的人，有人因此就停止了打嗝。要喝水時，從頸部上應看著側面，這樣側著頭喝水比較容易停止打嗝。

最有效的方法，是刺激眼頭稱為睛明的穴道。戴眼鏡的人眼睛疲勞時，拿掉眼鏡，用拇指和食指指壓眼頭，這便是睛明的位置，用拇指及食指指壓即可，用相反的手更能用力，這樣壓著後頭部。慢慢地吐氣，接著停止呼吸，快速地將頸部往後傾。有十之八、九的打嗝，都會因此而停止。

為何會形成打嗝?理由並不清楚，但我不是在此自我吹噓，上述的方法是我所創的秘法

〔使打嗝停止〕

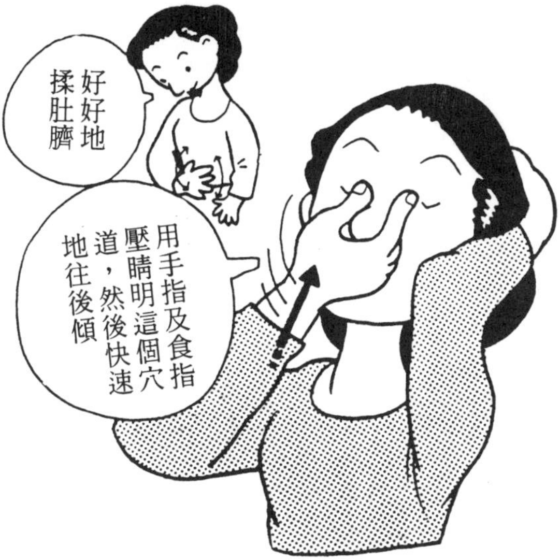
好好地
揉肚臍
用手指及食指
壓睛明這個穴
道，然後快速
地往後傾

之一。

這樣做打嗝便會停止，但還是有一些問題。如果以為停止了就安心的話，也許過一會兒又發生打嗝，有這樣經驗的人不少。橫隔膜痙攣的本身，最好以保暖肚臍來緩和，將手掌好好地按摩、保暖，用那隻手搓揉肚臍二、三分鐘，打嗝就不會復發。

按壓睛明這個穴道也無法停止的頑固性打嗝，可用另外一個方法試試看。

將柿子的蒂放進水裡，讓它煮沸，然後喝下去。味道並不是太好喝，但打嗝很快就可以治好。此時，停止打嗝後仍不可忘記揉肚臍。

腹痛

保暖肚臍，同時在裏內庭做香菸灸

在便秘及下痢的初期階段，以症狀而言，並沒有呈現在表面上，但感覺腹痛的情形也很常見。腹痛的原因，以腹部著涼或吃得過多居多，尤其是患有胃下垂的人，只要稍有狀況也會引起腹痛，這樣的傾向頗強。

容易感冒時，雖然沒有下痢的症狀，但腹部隱隱作痛，此時應將肚臍充分保暖，很不可思議地，腹部的疼痛會立刻消失。

不過，如果腹部發熱，可能便是盲腸炎或腹膜炎，此時，將腹部保暖是最好的方法。約三七度左右的微熱，不必太擔心，保暖肚臍也無妨。尤其是感冒的初期階段，用白金懷爐保暖肚臍或刺激穴道，腹痛就因此而治好的情形不少。

保暖肚臍的同時，如果刺激裏內庭的穴道，對腹痛及正確的症狀非常有效。此穴道的位置，若在腳趾第二趾的趾腹最鼓起的部分塗上墨，將腳趾向內側彎曲到腳底的地方便是。

〔抑制腹痛〕

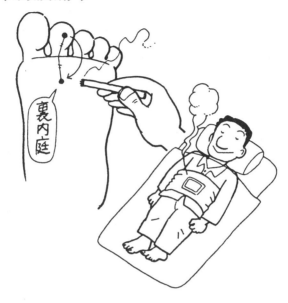

自古被稱為「食物中毒的名穴」，和腹部有密切關係的穴道。

現在的食物中毒摻雜了複雜的原因，所以有必要接受醫師的診斷，但輕微的腹痛仍能充分發揮效果。

在這裡做香菸灸或線香灸加以刺激，最初不太感到熱，一直到感到熱為止，將灸貼進皮膚。但因為不易感到熱的緣故，不小心也會燙傷皮膚，應多加注意。

感到熱時，將灸離開穴道，如此反覆四、五次，即使不再保暖肚臍，不好的腹痛也會在不知不覺中治好。

〈消除身體疲勞的揉肚臍健康法⑮〉

肋間神經痛

在肚臍及最疼痛的部位的背部貼上白金懷爐

胸部之所以會疼痛，原因多半是狹心症或肋間神經痛。以狹心症而言，有必要接受醫師的治療，但患有肋間神經痛時，就可以用揉肚臍健康法來治療。

以疼痛的程度來分別兩種病症的方法是，狹心症的疼痛會有東西刺進來一般的感覺，輕微的時候，只疼痛數分鐘便會好轉，也就是疼痛不會一直拖著尾巴。至於肋間神經痛，則是以胸部左側發生疼痛的情形居多，過了一會兒就輕鬆起來，但之後又會留下些疼痛。

引起肋間神經痛的原因，是要冷卻過份冰冷的身體及疲勞。

在現代生活之中，冷氣效果非常強的辦公室及飲食店，是我們必須長時間停留的地方，而冷氣效果過強的電車及汽車裡，必須久坐的情形增多。當疲勞累積下來時，如果覺得身體冰冷的話，不要勉強，應儘速接觸大自然溫暖的空氣。

發生肋間神經痛時，應立刻將肚臍保暖。只要肚臍得到保暖，胸部也會隨之暖和起來，

〔治好肋間神經痛〕

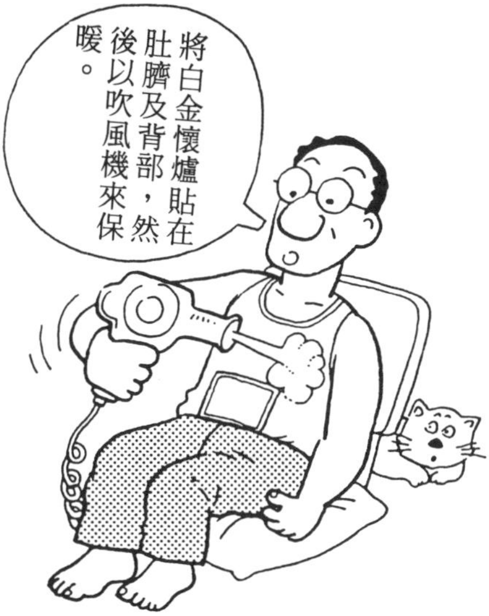
將白金懷爐貼在肚臍及背部，然後以吹風機來保暖。

尤其由於肋間神經分支的前端和肚臍，因此保暖肚臍也能保暖肋間神經。

神經痛只有在身體冰冷時才會發生，所以只要保暖，疼痛便能消除。

在肚臍貼上白金懷爐，不僅如此，也俯臥下來，視左側或右側，在產生疼痛的背部那側放著白金懷爐，如此靜靜地保持五分鐘，會更有效果。有人在身旁時，請他花個二、三分鐘，為你輕輕地按摩，如此一來，心情就會感到舒暢不少。

然後，用吹風機將疼痛的部份保暖，感到熱就稍微移動位置，繼續保暖，疼痛有好轉的現象時便停止。如此繼續五、六分鐘仍無法消除疼痛時，還是請專科醫師診治為宜。

〈消除身體疲勞的揉肚臍健康法⑯〉

無法熟睡

將肚臍保暖後，慢慢地拍打足三里及失眠兩個穴道

在西洋醫學中，做夢是睡眠淺，沒有熟睡所致。在精神分析學中，主張視某人做了什麼樣的夢，去瞭解此人的精神狀態、性格、出生背景。但在漢方中，夢意味著五臟的疲勞，也就是內臟的疲勞所引起的。

心臟、腎臟、肝臟、脾臟、肺臟，尤其是肝臟疲勞時，更容易做夢，睡覺時常醒來好幾次。

肝臟在東方醫學中被認為是人類思考活動的中心所在，因此，首先將肚臍保暖。讓神經鎮定下來，以使充塞於頭部的血液降下為先決條件。然後，對能消除內臟疲勞的穴道加以刺激，例如肝俞、脾俞、腎俞。另外，在足三里及腳跟部分稱為失眠的穴道加以刺激，也有不錯的效果。

為了刺激失眠穴道，也可以將腳底慢慢地拍打四、五分鐘，或是將體重集中於腳底，像

〔使人能熟睡〕

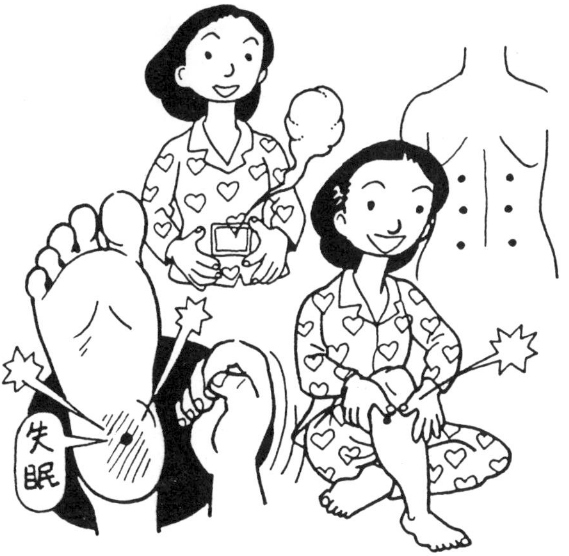

踏竹片般步行。腳底是許多和內臟有關的穴道集中之處，不管腳跟，用腳踏竹片一般踏一踏即可。

肝臟疲勞並不完全意味著肝臟非常疲勞。在腳部有和肝臟有關的穴道的地點，從這裡通過肝臟往眼睛的路徑，就是肝經的經絡線上，從膝蓋到大腿內側、性器、肚臍下方等的疲勞，都可以表示肝臟的疲勞。

除了肝臟之外的五臟疲勞，只要刺激背部的肝俞、脾俞兩個穴道即可。保暖肚臍後，在就寢前先指壓一下肝俞、脾俞，給予刺激再睡，睡眠就會變深，不會被惡夢所纏縛，醒來的次數也減少。

〈消除身體疲勞的揉肚臍健康法⑰〉

高血壓

保暖肚臍後，好好地按摩手掌

血壓為何會升高？其原因不一而足，而其中之一，便是交感神經過份興奮，使血壓上升所致。要將高昂起來的交感神經亢奮抑制下來，有刺激副交感神經的方法。交感神經和副交感神經的關係，有如翹翹板一般。當一方的功能較強時，另一方的功能就變弱。因此，如果加強了副交感神經的功能，交感神經的功能就變弱。

加強副交感神經功能的好方法，是將手掌相摩擦或按摩，但為了提高效果，揉肚臍健康法更能發揮其威力。然後，以用完即丟的白金懷爐保暖肚臍，然後按摩手掌，手掌按摩好之後，手掌一下打開一下握住，做活動手指關節的運動。這是對副交感神經非常好的刺激。將手掌的按摩配合手指的運動，約做五分鐘即可。

再者，也有拍打腳底的方法。將腳底凹下去的腳掌部分，用拳頭或木槌等東西，「砰、砰」有節奏地拍打。左右的腳底各拍打五分鐘，如此血壓便能下降至相當程度。

〔降低血壓〕

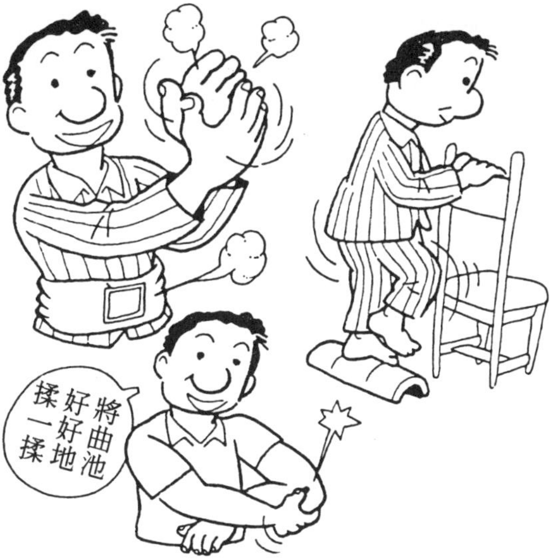

將曲池這個穴道，即手肘關節彎曲的地方，形成於外側皺褶前端的穴道，花五分鐘揉一揉。用相反方向的那隻手的食指來揉最佳。總之，保暖肚臍使內臟的功能來趨於活潑，並進行指壓穴道，效果特別顯著。

這些方法雖然有效，但注意飲食及運動也很重要。鹽份應儘量減少，如果飲食中的鹽份含量過高，那麽即便實行了這些方法，血壓也不會下降。另外，用腳適度地運動也不可或缺，步行也很好，騎自行車三十分鐘更無妨。

〈消除身體疲勞的揉肚臍健康法⑱〉

低血壓

保暖肚臍的同時，平日便應注意深呼吸

治療低血壓和治療高血壓的療法如果相同……這怎麽可能……這樣想的人應該很多。西洋醫學對於高血壓，是以降壓劑使血壓降低來進行治療。低血壓患者，則使用刺激交感神經的藥物提高血壓來進行治療。對高血壓患者和低血壓患者進行相同的療法，是不可能想像得到的事情。

東方醫學認為，與其將症狀分別一一找出來，倒不如著眼於調整整個身體的平衡。從這樣的東方醫學的觀點來看，無論是高血壓或低血壓，都應視為血壓的異常。

也就是說，無關乎血壓高或血壓低，而是以使血壓呈正常狀態為目的。因此，指壓同一個穴道時，血壓高的人會變低，而血壓低的人則會變高。

於是，低血壓和高血壓同樣，揉肚臍健康法都能發揮效果，以白金懷爐來保暖肚臍，然後將手掌相摩擦，好好地按摩。接著握著手掌再鬆開，反覆做手指的運動。保暖肚臍，是為

〔提高血壓〕

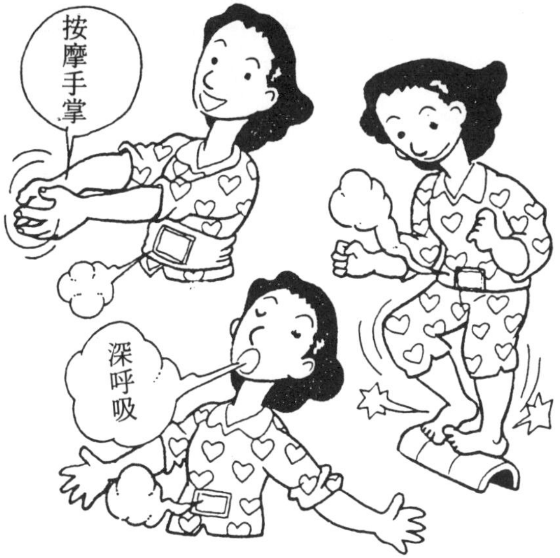

了效果能達到全身。

步行也是很好的運動。低血壓患者，以吃得少的人居多，從事適當的運動，增進食慾，使什麼東西都能吃。

另外，低血壓患者平日便應注意，多作深呼吸。反覆作深呼吸的人，血液循環會變得良好，高血壓的人血壓會降低，低血壓的人則會升高。

總之，深呼吸有使氣力充實的作用，低血壓的人，氣力無論如何會衰退，作深呼吸，能防止容易疲勞的情形。

〈消除身體疲勞的揉肚臍健康法⑲〉

背部的疼痛

邊保暖肚臍，邊以牙籤刺激疼痛的部分

長時間面對桌子工作或讀書時，背部發生疼痛的症狀是常有的事。必須要如此時，由於經常保持勉強的姿勢，因此肌肉會趨於緊張，我們很容易這樣認定，但事實不僅止於此，因為背部經常被迫處於緊張狀態，才會引起疼痛。

遇到這樣的情形，首先消除緊張是必要的。於是保暖肚臍，刺激副交感神經，讓身體及心情鬆弛下來，同時，以牙籤或髮夾刺激疲勞的部分、疼痛的部分。不必刺激到感到疼痛那麼強烈，適度地加以刺激，使皮膚稍微凹進去的程度即可。繼續刺激四、五分鐘，肌肉的緊張便能鬆弛下來，然後貼上濕布藥。

此方法最重要的問題是，如果在家，只要請家人來做即可，但在公司等外面的場合，如何去刺激背部的疼痛呢?當然，也不能對公司的部屬及女職員說背部疼痛，請用牙籤或髮夾來為我刺激一下。

〔消除背部的疼痛〕

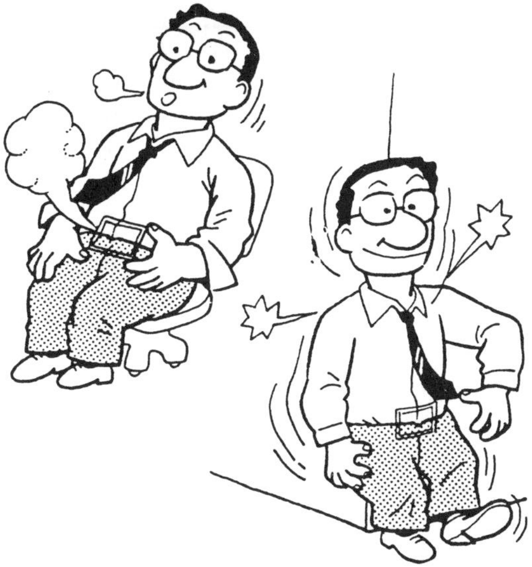

在這樣的時候，棒子、柱子、桌角都可以，先給予某種程度的刺激，然後再找出疼痛的部分，對此部分輕輕地拍打，以如此的感覺去按壓患部即可。

此方法會給予末梢神經刺激，達到消除疼痛、疲勞的目的，因此，只要牙籤之類前端尖銳的東西都可以作為刺激物。自己要進行刺激時，也應儘量找到接近這類東西的代替品。

由於這兩種刺激，體內的血液循環會變得良好，疼痛也相當輕鬆。最後在肚臍貼上白金懷爐，同時疼痛的部分也貼上濕布藥，血液循環便能持續良好的狀態。

〈消除身體疲勞的揉肚臍健康法⑳〉

腰痛

回家後揉肚臍、淋浴，腰部給予溫冷交替法的刺激

勉強搬運重的東西，或從事長久以來並不習慣的運動時，由於平日的運動不足，致使腰部疼痛、沈重，相信很多人都有此經驗。尤其是平日使用身體的機會很少的人，如果突然劇烈地增加腰部的負擔，從事勞動及運動的話，因為使用過度，虛弱的腰部肌肉便發生炎症，而引起腰部，出現症狀。尤其是用力工作時，有體力的人會過份相信自己，在不知不覺中容易過於勉強身體，翌日才用手摸著疼痛的腰部反省著：「咦，昨天是不是過份用力了！」像這樣的人還真不少。

基於這樣的理由而發生腰部疼痛時，首先保暖肚臍，將白金懷爐貼在肚臍上保暖，刺激副交感神經，使肌肉的疼痛趨於緩和，同時也使血液循環變得良好，如此便能抑制炎症。

肚臍貼上白金懷爐後，將感到疼痛的部分輕輕地拍打，二、三分鐘即可。請人做，拍打四、五分鐘就可以。姿勢則採取自己感到輕鬆的姿勢，站、坐、躺都無妨，不過，要坐著進

〔治好腰痛〕

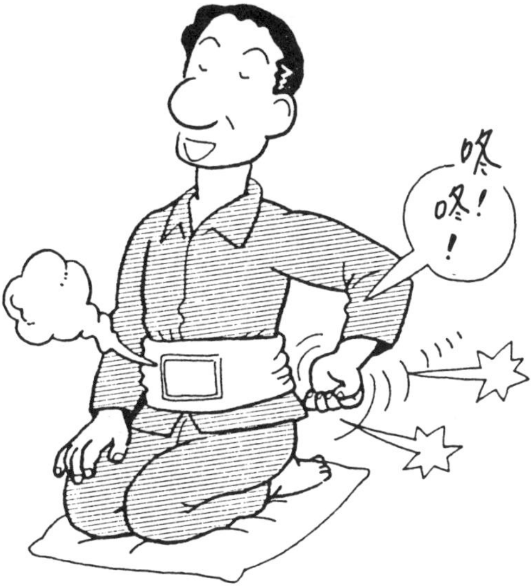

行時，側坐會使腰部彎曲，腰部的肌肉會承受多餘的負擔，以伸直背肌正坐最為理想。在此期間，將肚臍保暖，拍打腰部完畢後，感到疼痛的部分貼上濕布藥，貼到冰冷為止，以抑制肌肉的發炎。

入浴時，利用淋浴，在腰部進行溫冷交替法，也很有效果。溫水淋一分鐘，冷水淋十秒到二十秒，然後再用溫水淋一分鐘，如此在全身反覆淋浴五、六分鐘。不要認為自己是重症或依然年輕，有長時間進行的必要。由於長時間的桌上工作，腰部疲痛或步行後感到很疲勞時，回家後先淋浴再將肚臍搓揉五、六分鐘，對腰部的疲勞不會留到翌日，是一個很好的方法。

〈消除身體疲勞的揉肚臍健康法㉑〉

慢性腰痛

保暖肚臍，同時腰部也貼上白金懷爐

因慢性腰痛而苦惱的人，一面用白金懷爐保暖肚臍，一面輕輕地拍打疼痛部分的做法，和急性腰痛的做法相同。不過，慢性腰痛發作時，與其用濕布來冷卻，還不如也貼上白金懷爐以保暖腰部。會突然發生疼痛，原因在於肌肉發炎，這用濕布來冷卻自然比較好，但若是屬於慢性的疼痛，由於炎症慢性化，因此即使將患部冷敷也無法期待效果產生，毋寧說保暖比較能治好炎症。

應該冷卻或保暖的分辨方法，是將感到疼痛的部分輕輕地拍打、搓揉，以此時感到舒服與否來判斷。肌肉感到疼痛時，以冷敷法較佳，感到不舒服時屬於慢性的腰痛，仍以保暖為宜。

像這樣的慢性腰痛，原因在於每天被迫以同樣的姿勢工作，例如，長久持續同一姿勢在桌前工作，經常伸伸懶腰改變體位是很重要的一點。開車時，也應定時地走出車外，輕輕地

〔治好慢性腰痛〕

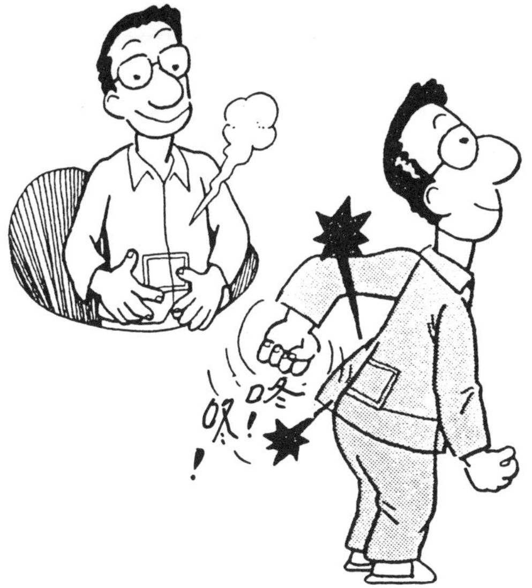

做一做柔軟體操才好。彈簧太軟的床鋪或墊子，也會增加腰部的負擔，在此建議使用較硬的床鋪或墊子。使用淋浴的溫冷交替法也很有效。做法和急性腰痛時相同即可。

一提及腰痛，很多人容易忽視，認為並不是什麼了不起的病症，但由於椎間板疝氣及脊椎分離症等整形外科上的原因，或是腎臟炎、腎盂炎、膀胱炎等內臟疾病所引起的腰痛，無論如何無法治好時，請及早接受醫師的診斷、治療。

此時，保暖肚臍絕不會有負面影響。原因為內臟疾病時，甚至有更大的效果。一旦腰痛發生時，無論任何時候，以剛才所說明的揉肚臍健康法試試看如何？

〈消除身體疲勞的揉肚臍健康法㉒〉

閃腰

在疼痛的部分貼上米粒，肚臍貼上白金懷爐，包上布

拿重的東西，突然腰部開始疼痛起來，或是由於某種原因，腰部以下發生麻痺的現象，這種常見的症狀，便是所謂的閃腰。

此時，首先應找出疼痛的部分。俯臥著躺在床上，看看究竟是右側疼痛或左側疼痛，請人來摸摸看，檢視疼痛的來源。如果發現了最疼痛的部位，就在那裡貼上仁丹或米粒，在其上再放置濕布。揉肚臍也很有效，如此一來，腰部的血液循環變得良好，腰部的疼痛就會輕鬆起來。然後，用斜紋布緊緊包裹著，保持安靜，就可以治好閃腰所引起的疼痛。

從上面摸摸腰部，下面壓壓腰部，究竟右側疼痛或左側疼痛，有時並不太清楚。此時，便以肚臍來判斷。仰臥著躺下，以肚臍為中心，在兩側約三公分附近指壓一下。那裡有稱為天樞的穴道。因為，如果閃了腰，這兩個地方一定會特別疼痛。如果疼痛的部位在右側，便表示右腰閃了，左側，便是左腰閃了，總之，先知道發生問題的部位，只要找出其部位，要

〔治好閃腰〕

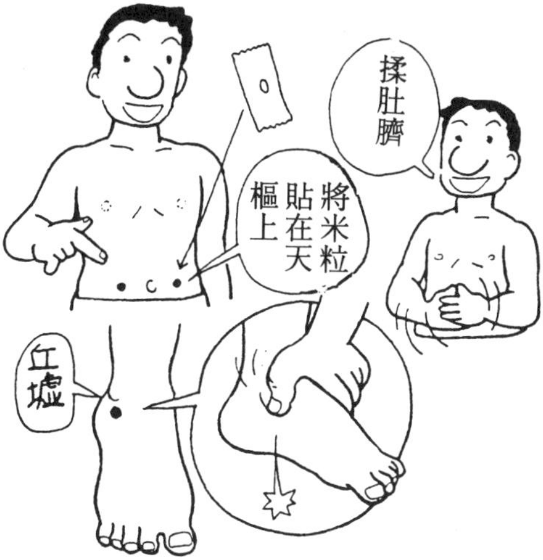

找出最疼痛的部位就很簡單了。然後在那裡用前述的做法進行治療即可。順便在疼痛的一側也貼上米粒及仁丹，更能提高效果。

再者，使用位於腳踝稱為丘墟的穴道也是一個好方法。在外腳踝的斜前方，正好位於第四趾的延長線和腳踝的相交點，便是丘墟的位置。一次壓三秒，約壓五、六次，反覆指壓看看。

在完全治好閃腰後，為了保護腰部，無論如何會保持不自然的姿勢，於是，對其他的部位造成了不良影響。寒冷時，最好能避免勉強的姿勢，使腰部過冷時，為了不讓腰部不受涼，也容易變成閃腰。平日在肚臍貼上白金懷爐也很好。

〈消除身體疲勞的揉肚臍健康法㉓〉

腳部的疲勞

一面保暖肚臍，一面抓著小腿轉動

因為業務的需要必須到外面走動的人不用說，出去爬山或走路走得過久而腳底疲勞不堪的經驗，我想誰都有吧。此時，若是進行揉肚臍健康法，便可恢復腳部的疲勞。因為保暖了肚臍，副交感神經受到刺激，全身的緊張會隨之鬆弛，對消除腳部肌肉的緊張、疲勞也能發揮作用。

走得過久，腳部感到疲勞時，尤其是感到疲勞及慵懶時，更應按摩小腿及足三里。腳部疲勞回家後，可一面保暖肚臍，一面按摩小腿，然後以側坐的姿勢抓著小腿，大大地轉動，單腳各做二、三分鐘。

特別是疲勞嚴重的部分，在那裡以濕布冷敷，也是迅速消除疲勞的方法。再者，進入浴缸時，利用淋浴進行溫冷交替法也可以。揉肚臍五、六分鐘後進入浴缸，對小腿及足三里淋溫水一分鐘，淋冷水十～二十秒，全部反覆五次。

〔消除腳部的疲勞〕

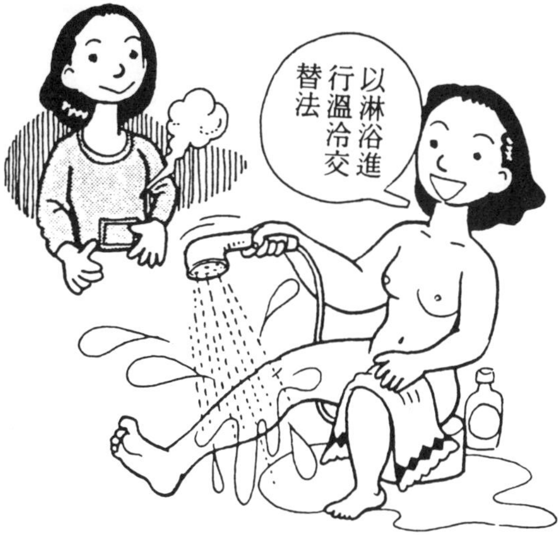

如果可以的話，從浴室出來後在足三里作溫灸，更能消除疲勞。藥局所出售的簡易灸或香菸灸、線香灸就可以。剛才所說的疲勞，像不曾發生般地消失了，腳部也輕鬆起來。

公司的業務到外面走動、拜訪客戶，而精疲力竭地回來時，如果放任不管，疲勞會留到翌日，反而會更痛苦。

對於明日的工作，以完全的身體狀況來面對，腳步能輕鬆地走動，刺激小腿、足三里、揉肚臍健康法，是值得推薦的方法。

〈消除身體疲勞的揉肚臍健康法㉔〉

手肘的疼痛

揉肚臍後，以淋浴對手肘進行溫冷交替法

最近，投入運動的人口增加，休假時打高爾夫球、打網球使他們顯得很快樂的樣子。但隨著運動人口的增加，由於運動的原因，身體發生異常的人也增加了。其代表性的病症便是手肘的疼痛。

平日不運動，肌肉未受到鍛鍊的人，以自己的方式打球時，會給手肘增加負擔。而在如此一再反覆中，手肘發出了「悲鳴」。使手肘的疼痛趨於緩和，便是保暖肚臍的方法。以感到舒服的程度的溫度保暖肚臍，將保暖的手掌，以肚臍為中心揉五、六分鐘，如此疼痛便能慢慢治好。

如此一來，疼痛便相當地減輕，但要治療手肘的本身，還是以直接治療患部最為重要。首先，將手肘加以冷卻，再加以保暖，然後又加以冷卻，反覆如此的方法。大致上的標準是冷卻二、三分鐘，再保暖二、三分鐘，又冷卻二、三分鐘。以冷濕布及溫濕布反覆做冷敷及

〔消除手肘的疼痛〕

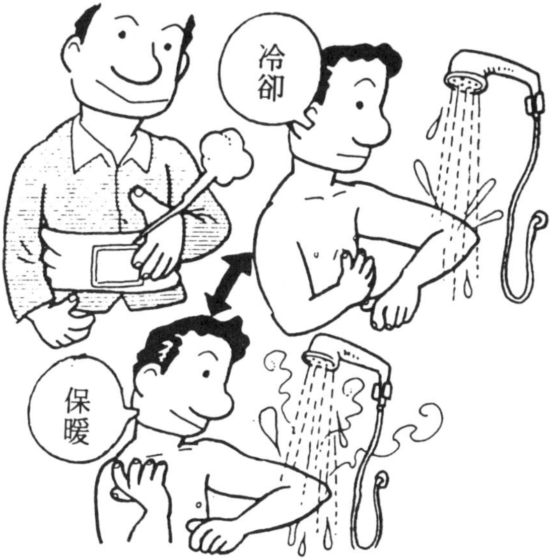

熱敷也可以，但使用淋浴的溫度調節來進行會比較輕鬆。做了溫冷交替法之後，將手肘慢慢地搓揉即可。在治好疼痛之前，基於固定及保暖的理由，將布包住手肘。

這種溫冷交替法，因四十肩及五十肩而苦惱的人也可以試試看。此時必須注意和手肘的疼痛相反，先從保暖開始。

由於肩膀靠近心臟，不管其他因素而淋冷水時，特別是中高年齡的人，會擔心它對心臟的負擔及血壓的影響。再者，淋冷水的時間比溫泉的時間短，效果會較為顯著。溫水淋五分鐘，冷水淋三十秒，再溫水淋五分鐘，以此為標準。

〈消除身體疲勞的揉肚臍健康法㉕〉

膝蓋的疼痛

保暖肚臍、膝蓋加上溫濕布，然後換為冷濕布

膝蓋發生疼痛時，確實是一件很麻煩的事，不知不覺地走路覺得很不輕鬆，同時也使腳部的肌肉變得衰弱。如此一來，活動時膝蓋的負擔會增加，無形中形成惡性循環。以女性而言，由於更年期障礙的症狀，有時膝蓋會出現疼痛的現象，但總之我們需要研究消除疼痛的方法。

上下樓梯、行走時膝蓋感到疼痛的人，立刻保暖那部位，然後再以冷濕布冷敷。首先，以溫濕布做十～十五分鐘的保暖，接著貼上市售的濕布即可。冷濕布應貼一整天，但乾了的話便無效，因此即使覺得很麻煩，一天仍應換貼二、三次，如此反覆數天，不知不覺中疼痛就會趨於緩和，膝蓋會感到輕鬆起來。

因此，要使此治療法變得更有效的方法，便是保暖肚臍。尤其是因更年期障礙所引起的膝蓋疼痛而苦惱的女性，疼痛的原因為停經而使女性荷爾蒙失去平衡者居多，對婦科疾病有

〔消除膝蓋的疼痛〕

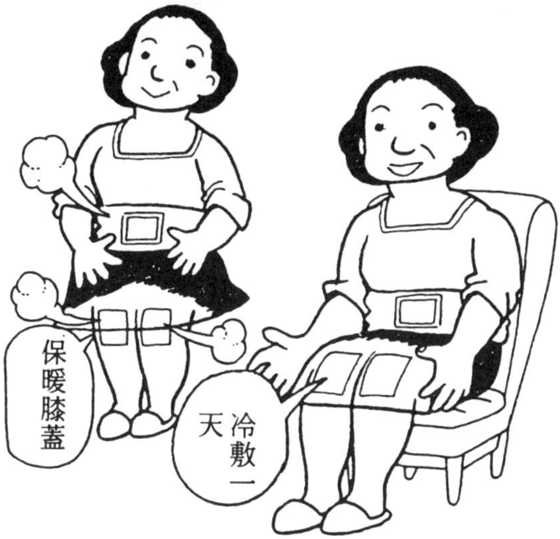

極高效果的保暖肚臍法，會更顯著地呈現其效果。

要冷敷膝蓋的話，合併保暖肚臍的方法。在肚臍貼上白金懷爐，膝蓋的疼痛嚴重時，用腰帶或繃帶，使白金懷爐保持原來的狀態。保暖肚臍，對自律神經發揮作用，不僅能緩和疼痛，連荷爾蒙分泌的平衡也會好轉，而膝蓋疼痛的原因，也能得到解決。

如此，疼痛減輕至某種程度時，在膝蓋疼痛的部位做香菸灸或線香灸五、六次也有效。

〈消除身體疲勞的揉肚臍健康法㉖〉

夏天慵懶

指壓胃的六灸，最後揉肚臍

夏天很熱，冷的東西喝過多，由於沒有食慾，即使吃了美味的食物，也無法攝取營養，身體的狀況隨之轉壞。睡不著覺，疲勞一再累積下來，食慾因此而每況愈下，像這樣一到夏天便懶洋洋、倦態百出，身心容易疲勞的現代人特別多。

要防止夏天的慵懶，除了保暖肚臍之外，使用胃的六灸膈俞、肝俞、脾俞等穴道，也很有效。也就是位於背部六個可使胃腸功能變好的穴道。對這些穴道及足三里這個穴道，一次壓三秒，各指壓五、六次。

最後，將手掌相摩擦，溫暖之後將手放在肚臍上，揉肚臍四、五分鐘，如此肚臍周圍的穴道便受到刺激，胃腸的功能趨於活潑，食慾也湧上來，能完全攝取有營養的飲食。再者，精神也悠閒起來，能睡得好。睡眠能充足時，體力便隨之恢復，培養出戰勝夏天的身體。

也有以冷水摩擦身體，製造不被夏天打敗的方法，但根據淋浴而來的溫冷交替法，也很

〔防止夏天的慵懶〕

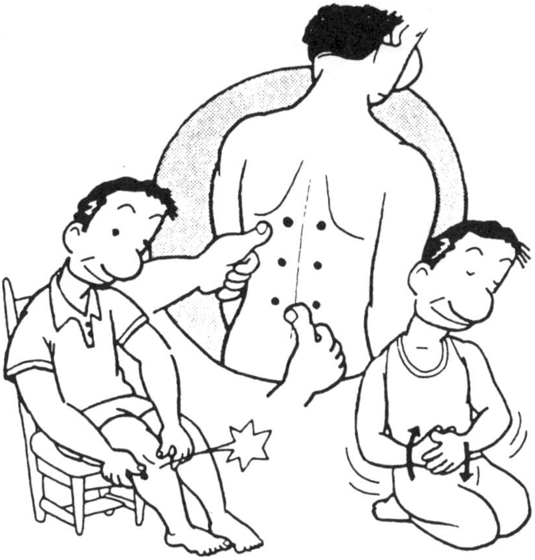

有效果。

在此應注意的是，淋冷水的時間要比淋熱水的時間短，以防止身體過分冰冷。首先，將全身淋暖和的熱水約一分鐘，接著淋冷水十五秒，如此反覆五、六分鐘。此時，也是結束的時候，穿著睡衣即可，將肚臍保暖四、五分鐘。

為了預防夏天的慵懶，特別要注意的是，避免喝過多冰冷的東西。肚子內側開始冰冷時，胃腸的功能會變壞，食慾會減退，也無法熟睡。為了要保暖肚子，冰冷的東西以冷卻口渴的嘴巴的程度即可。

〈消除身體疲勞的揉肚臍健康法㉗〉

冷氣病

喝溫暖的茶水，肚臍貼上白金懷爐，保暖身體

要在炎熱的夏天過得舒適，現代可以說是不可缺少冷氣的時代，一到夏天，冷氣的聲音便開始充斥於我們的生活中。由於冷氣機的出現，患有冷氣病這種新疾病的人不在少數。所謂冷氣病的症狀，便是因為身體過分冰冷，引起頭痛，身體懶洋洋的，也沒有食慾。

在辦公室、咖啡店、百貨公司及電影院、電車、汽車等地點，冷房的效果非常強烈。而人們都普遍地認為，為了消除夏天的暑氣，冷氣愈冷愈好，但不知何故，冷氣的寒冷會令人感到有如寒天一般的程度，如此一來，身體狀況轉壞也是理所當然的。

諷刺的是，對於冷氣病的預防、治療，必須保暖冰冷的身體，不是喝冰咖啡或冰麥茶，而是喝暖和的茶水，白天食用暖和的食物也可以。肚子用白金懷爐保暖，同時保暖腎俞。腎俞位於肚臍背面的高度，距離背骨四公分的外側。在這裡貼上白金懷爐約保暖二十分鐘，透過肚臍，整個身體會暖和起來。如此一來，幾乎所有冷氣病的症狀都可以治好。

〔治好冷氣病〕

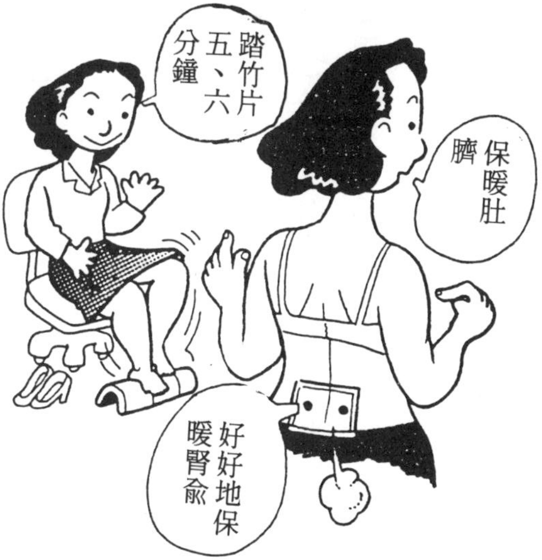

冷氣病的症狀，是由於身體冰冷使血液循環不良而產生的，因此，用乾布按摩可使全身的血液循環良好。做十分鐘就有效果。

再者，踏竹片刺激腳底的方法也值得推薦。腳底的穴道，對使血液循環良好大有幫助。

女性生活中穿裙子的機會較多，平日腳部便冰冷，可以的話，應在辦公室的儲藏室放一片竹片。

女性是容易染患冷氣病的族群，經常準備很多用完即丟的白金懷爐，也值得一起推薦。

〈消除身體疲勞的揉肚臍健康法㉘〉

精力不足

用力壓肝、脾、腎的穴道，然後揉肚臍

容易疲勞，沒有持久力，可以說已成為現代病之一。因為疲勞不易消除，無論做什麼事都感到厭倦，提不起勁，無法長久持續。

今天郊遊，第二天身體便顯得疲憊不堪，無法工作。這樣的經驗，我想任何人都有吧。揉肚臍健康法，對工作時精力不足會發揮效果，能改善沒有持久力的體質。

將身體改善為不易疲勞的體質即可，要做到這點，強化肝、脾、腎是最好的方法。簡單的方法是，好好地揉一揉腳拇趾。兩腳的拇趾各揉二、三分鐘，肝及脾就會好轉。接著，將一邊的腳放在另一邊腳的膝蓋上，將腳踝轉動一下。右邊轉五、六次，左邊轉五、六次。然後，再換另一隻腳。指壓位於腳拇趾及第二趾間稱為太衝的穴道，一次壓三秒，共壓五、六次。

消除疲勞及精力不足的現象，培養持久力的穴道，都集中於腳部。前述的三個部位，再

〔增加精力〕

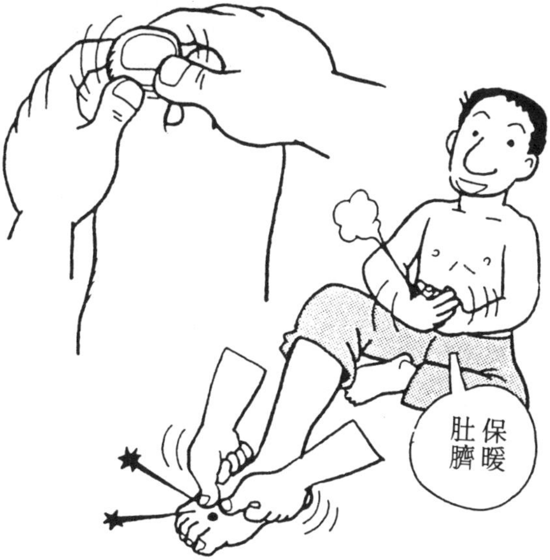

加上現在所說位於腳底正中央的湧泉及足三里，一次壓三秒，指壓約五、六次看看。

腳部的指壓完畢之後，用手掌揉位於肚臍下方約三隻手指遠稱為關元的穴道，腎俞也要好好地指壓一番。其位置在身體的背面，因此，需要請人來做，一次壓三秒，壓五、六次。自己要做時，可在柱角將穴道壓二、三分鐘。重要的是，最後揉肚臍三、四分鐘。保暖肚臍，使全身的血液循環良好，使一向在做的健康法的效果提高，產生活力。

揉完肚臍之後，慢慢地深呼吸，在一天開始的早上進行比較有效。約持續進行二、三週，**就會感到更有持久力。**

〈消除身體疲勞的揉肚臍健康法㉙〉

悸動、呼吸困難

保暖肚臍後，在膻中貼上米粒

發生悸動或呼吸困難的人，會認為「是不是自己的心臟不好」而不安，但原因以呼吸器系統發生問題，或是循環器系統不良者居多。原因如果是在於此，只要保暖肚臍，便能抑制悸動及呼吸困難。

躺下來，以輕鬆的姿勢，心情感到舒暢的程度的熱度來保暖，過了一會兒，悸動及呼吸困難也可以治好。治好之後不要就此安心，當天應繼續保持肚臍處於溫暖的狀態。因為保暖肚臍可使自律神經恢復正常的狀態，不會發生悸動或呼吸困難。

再進一步將悸動、呼吸困難完全抑制下來，防止復發，除了前述的穴道之外，再使用下面的穴道也可以。也就是稱為膻中的穴道，膻中的位置，位於乳房和乳房聯結線的中央，說得更詳細一點，從肘骨上方算起，第四根骨頭的中央即是。

指壓膻中這個穴道。有悸動及呼吸困難等病症的人，不知不覺中會發生呻吟般的疼痛。

〔治好悸動、呼吸困難〕

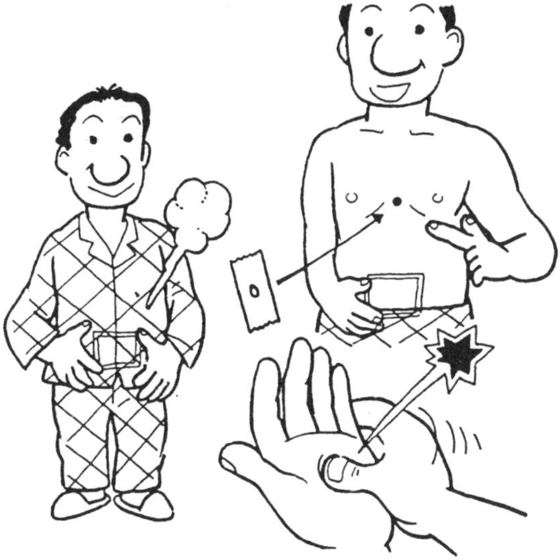

在此部位放著米粒，用ＯＫ繃貼上，一整天都這樣貼著。睡覺時也把它貼著。第二天早上起來一看，悸動及呼吸困難已經治好了。

在家裡發生悸動或呼吸困難時，要立刻找來米粒應不成問題，但在外出處或公司內就不能找到米粒。

這樣的情形，用附有磁石的絆創膏貼在膻中上，也很有效。容易引起悸動、呼吸困難的人，經常在口袋裡準備著附有磁石的絆創膏也很好。

小指的尖端，也就是指尖的兩側，一咬左、右都會感到疼痛。壓那裡就會輕鬆起來，知道這點是很方便的事情，隨時隨地都可進行。

〈消除身體疲勞的揉肚臍健康法㉚〉

便秘

一面保暖肚臍，一面踏竹片

排便的次數極端地減少稱為便秘，但以性別來說，女性因便秘而苦惱的比率似乎較高。因為，女性的體內必須保有子宮及卵巢的空間，所以腸管的空間被縮小了，結果，腸管容易被迫形成便秘的狀態。女性患有懼冷者居多，也是此疾病的原因之一。由於身體冰冷，腸管的功能便減弱。

於是，便秘時必須保暖肚臍，針對懼冷症的對策，當然也有其必要。便秘的原因若來自壓力，保暖肚臍可使心情鬆弛。將相摩擦而暖和的手放在肚臍上，或貼上白金懷爐。肚子暖和起來時，腸管便受到刺激，能促進順利地排便。

過分暖和時，也許有人會擔心是否反而容易拉肚子，但是，只要自律神經發揮功能，即使保暖也不會產生下痢的現象。而自律神經的平衡，在身體受涼時就會遭到破壞，容易發生便秘及下痢。保暖肚臍，使自律神經保持平衡的狀態，腸管便能發揮正常的功能。

〔消除便秘〕

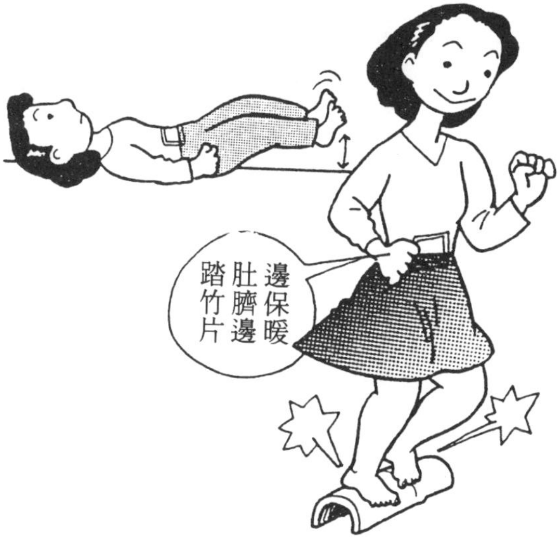

腳底和內臟的機能有著密切的關係，是將腸、胃、腎臟的狀況直接反應於其上的地帶。如果能刺激此地帶的話，更有效果，但與其刺激特定的小地帶，倒不如刺激整個腳底，以比較自然的狀態，使腸管的功能趨於正常。具體的方法是，以步行的節奏踏竹片即可。大致做五、六分鐘，使腳部感到稍微暖和就夠了。

再者，在此推薦給年輕人的便是仰臥而睡，使腳浮在半空中，上下振動約一、二分鐘。

如此做也許會感到腹肌非常痛苦，但卻也非常有效。有體力的人不妨試試看。

〈消除身體疲勞的揉肚臍健康法㉛〉

下痢

肚臍和腰部貼上白金懷爐，從前方及後方保暖肚臍

如果問肚臍是對何種疾病有效的穴道，而且只能回答一個的話，我會回答「下痢」。肚臍可以說是下痢的特效穴道。下痢時，只要保暖肚臍，便能產生極大的效果。由於下痢是腸管處於敏感的狀態，因此只要保暖肚臍，便能抑制腸管的亢奮，使腸管保持穩定的狀態。

保暖的方法，是使用白金懷爐，下痢時由於腸管過敏，應避免搓揉。

肚臍的附近有稱為水分的穴道，下痢時，腸內水分的含量增加，糞便變軟，因此，保暖水分這個穴道，名副其實地使水分分散到全身。胃腸的功能好轉時，食慾也隨之增加，達到營養補給的目的，形成艮好的循環。

保暖約五、六分鐘即可。腹部全體會暖和起來，同時對背部的地帶，也就是腰部附近加以保暖，也能增進效果。更進一步地，如果可以的話，希望能同時刺激其他的穴道，那便是稱為梁丘和胃關連頗深的穴道。而此部位，用力伸直膝蓋時，膝蓋的外側上面附近形成肌肉

〔防止下痢〕

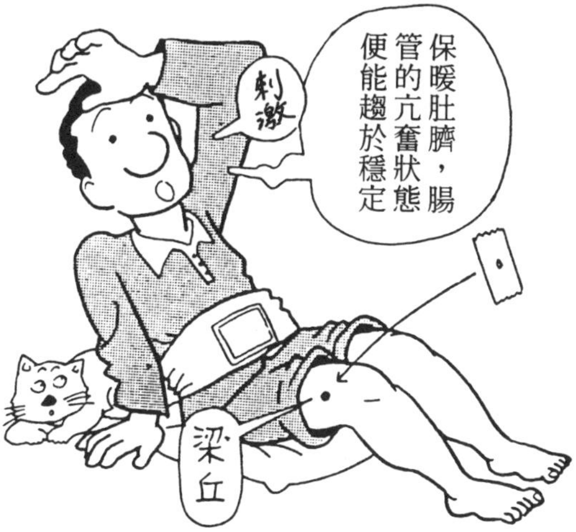
保暖肚臍，腸管的亢奮狀態便能趨於穩定
刺激
梁丘

的凹陷，從此凹陷沿著肌肉的凹陷約六、七公分上面，凹陷即將結束的地方，便是所謂梁丘的穴道。

在這裡用香菸灸或線香灸進行五、六次，完畢之後再貼上米粒，如此便可防止下痢的發生。

以上的做法，對吃得過多、身體冰冷或壓力性的下痢，都非常有效。假使保暖肚臍也無法抑制下痢的話，多半是由於細菌所引起的下痢。此時需要的是抗生素，最好能到醫院去。

〈消除身體疲勞的揉肚臍健康法㉜〉

脫肛

保暖肚臍，無效時要用牙籤刺激百會

所謂脫肛，是指直腸的肛門部分向肛門外脫出的狀態而言。通常直腸是由肌肉及韌帶固定於骨盤，其前端由括約肌負責收縮，當這些組織鬆弛時，就會發生脫肛的症狀。其原因不一而足，最常見的是便秘時用力過度，或生產時用力過度等情形。

有關針灸治療的古代書籍中記載著：「脫肛時應在神闕針灸。」然而，肚臍是被禁止針灸的穴道，不能直接對肚臍針灸。於是，在肚臍上放一張紙，上面放鹽巴，以艾草點火做鹽灸。現在則使用用完即丟的白金懷爐，貼在肚臍上即可。

在肚臍貼上白金懷爐，約保暖十分鐘。此時，腹部的血液循環好轉，肌膜及韌帶、括約肌的組織都發揮正常的功能，脫肛便逐漸恢復原狀。也許你會認為，如此便能治好，真是簡單極了。但事實上，只要保暖肚臍，脫肛多半便可治好。

子宮脫出時，也和脫肛一樣，只要保暖肚臍便能治好。

〔治好脫肛〕

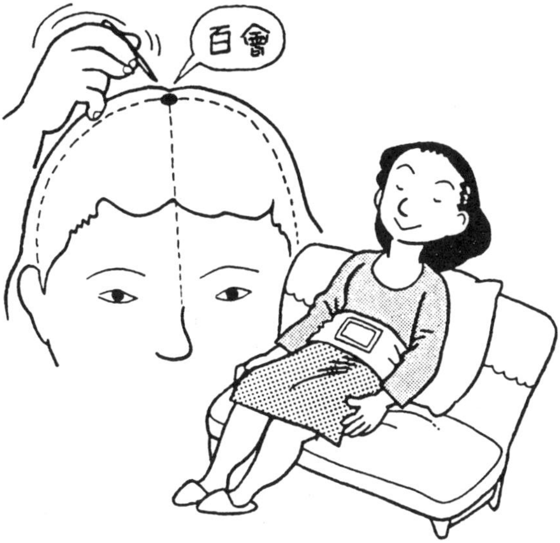

這樣的方法，對普遍的脫肛便已綽綽有餘，但為了提供給各位作為參考，在此也介紹一下對脫肛有效的穴道。

兩耳的前方一分為二時的延長線，以及沿著頭部頂點畫沿長線，兩線相交的地方便是稱為百會的穴道。

在百會約針灸十次，外行人的話，可用牙籤或髮夾代替，以稍微感到疼痛的程度刺一刺即可。約三、四分鐘，直到治好為止。輕度的脫肛時，不到一週便可完全治好。

肚臍附近的健康穴道①

在肚臍的周圍，除了位於肚臍的「神闕」這個穴道之外，還有讓身心健康的種種穴道集中於此，這在第一章中已提及，在此我們更詳細地介紹這些穴道。

〔關元〕　也稱為臍下丹田。丹田也就是關元的別稱。它位於距離肚臍下方約三隻手指粗細的地方。關是重要之意，元是人集合之意，大的意思。尤其是關元兩字，即先天之氣及後天之氣集合的重要穴道。

它是小腸的特效穴道，除此之外，對生殖器疾病、泌尿器疾病、肛門疾病、腹膜炎、腳的風濕病等等，也都是有效的穴道。

〔水分〕　位於距離肚臍上方約一隻手指寬度的穴道。水分這兩個字，是區分水的清濁之處的意思。將體內的水分送到膀胱或大腸的判定工作，便是它的功能。

對胃下垂、胃遲緩、胃炎、遺尿症、下痢、腹膜炎都能發揮效果。

〔氣海〕　位於肚臍下方約一隻半手指寬度的穴道。氣海的氣，是精氣、能量之意，海是廣大之意，也有各種事物集合之處的意思。氣海兩個字，也就是氣及能量集合的穴道之意。

對腸炎、歇斯底里、精神病、泌尿器疾病、生殖器疾病、腹膜炎、腰痛、懼冷症等等，都非常有效。

第四章　消除頭部疲勞的揉肚臍健康法

從頭痛、眼睛疲勞、容易困倦到宿醉

〈消除頭部疲勞的揉肚臍健康法①〉

眼睛疲勞

揉肚臍後，指壓太衝

眼睛是現代人最酷使的器官之一，模糊、充血、流眼淚等，都是日常經常發生的現象。當這些症狀出現時，集中力及思考力就會降低，因此必須立刻設法治療才行。

有幾個療法希望各位不妨一試，第一是揉肚臍。如此可使充血於眼睛的血液向著腹部下降，也能感覺輕鬆一點。再加上用拇指及食指貼近眼頭，邊吸氣邊將頸部往後傾斜，一次壓三秒共壓十次，會更有效。

另一個值得一試的穴道，便是太衝，太衝這個穴道，乃肝經的經絡之一，是對眼睛非常好的穴道。腳拇趾根部的骨頭，和第二趾根部的骨頭相交的凹處，即是太衝的位置，用手指好好地壓一壓。

不過，要找到這個穴道，必須稍微習慣之後才有可能。

當然，如果無法巧妙地找到穴道的話，腳拇趾和第二趾稍微靠近腳踝的地方，任何地方

〔消除眼睛的疲勞〕

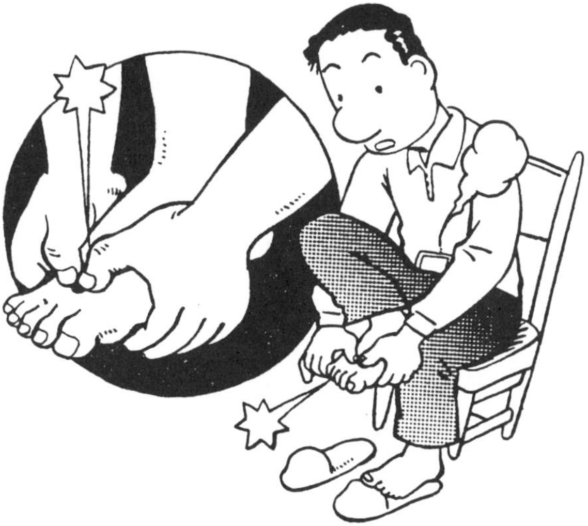

都可以，稍微在真正穴道的偏前方最佳，因為這地方的肌肉比較柔軟，比較好壓。

專家稱這部位為太衝的變動穴道，在此穴道的附近，有和此穴道具有相同功能的部位。雖然不是太衝，但仍是能對眼睛加以刺激的好部位。

分別壓雙腳或一起壓雙腳都可以，由別人來壓非常舒服。

一天五、六次，有機會一試的話，眼睛的狀況一定能保持良好的狀態。

〈消除頭部疲勞的揉肚臍健康法②〉

視力減退

保暖肚臍後，指壓太陽及目窗

疲勞的眼睛、模糊的眼睛，以及因精神、肉體上的疲勞而使視力急速下降的情形，非常多見。假如放任不管，就會引起頭痛，嚴重的時候，也有可能從此無法恢復視力，因此絕不能掉以輕心。想要恢復視力，首先應保暖肚臍，抑制視神經，使其恢復穩定的狀態。只需約五分鐘就夠了。

指壓眼睛周圍的幾個穴道。放在重點比較好，眉毛和眼尾間骨頭突起的內側，有一個稱為太陽的穴道。另一個則是睛明，它位於眼頭的部份。這些都是重點穴道。

無論任何一個穴道，即使沒有穴道的知識，眼睛疲勞時，自然地將手指按在上面，揉一揉的部份，便是穴道的位置。一次壓三秒，壓五、六次。

順便將眼睛的周圍，也就是眼睛四周骨頭的內側，以食指壓一、二次，來回地壓一周，效果便能提高。還有目窗這個穴道，也非常有效。其位置是，看正前方時由瞳孔的位置往上

〔恢復視力〕

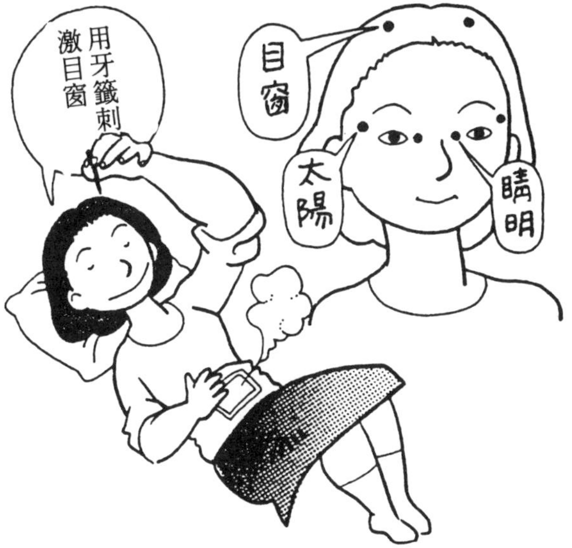

，距離毛髮生長的髮根上方約三公分的地方，可以說是頭上的部位。在這裡做簡易灸二、三次，但如果用牙籤，應刺激一、二分鐘。

刺激頸部後方的天柱及風池等穴道，也很有效。頸部後方，兩側毛髮生長的地方有一個凹處，在此兩側並排的穴道便是天柱及風池，也就是頸部稍微偏斜後方的部位。

將拳頭貼近按壓這些地方，二個穴道一起指壓更好。此時邊吸氣邊指壓。

每天進行保暖肚臍及刺激穴道，約持續一個月。尚未達到視力降低的程度時，普通的眼睛疲勞都有效。

〈消除頭部疲勞的揉肚臍健康法③〉

頭痛（後頭部）

慢慢地揉肚臍，指壓瘂門、天柱、風池

最近由於OA機器的發達，訴說頭痛增加許多，過份酷使眼睛也是原因之一，且如果OA機器有某種放射線釋出，雖然比起初期的畫面明亮不少，眼睛會疲勞卻是不變的。當然，不僅限於這些原因，因過份緊張或過份用功讀書而引起頭痛的人也不少。在此，將介紹頭痛之中對後頭部的疼痛有效的揉肚臍健康法。

首先，將肚臍搓揉約十分鐘，慢慢地揉。絕大多數的頭痛是由於壓力所致，頭上有血液充塞著，因此頭部疼痛起來。慢慢地揉肚臍，加以刺激時，上升至頭頂的血液會逐漸下降，頭痛便消除了。

如果這樣就消除了頭痛當然很好，但仍無法消除疼痛時，頸部根部毛髮生長的邊際有一個稍微凹陷的地方，稱為「盆窪」。在「盆窪」的中央，有一個稱為瘂門的穴道。再者，在此穴道的兩脇有稱為天柱的穴道。而兩側有兩條筋通，旁邊凹進去的部份便是風池穴道。壓

〔消除後頭部的疼痛〕

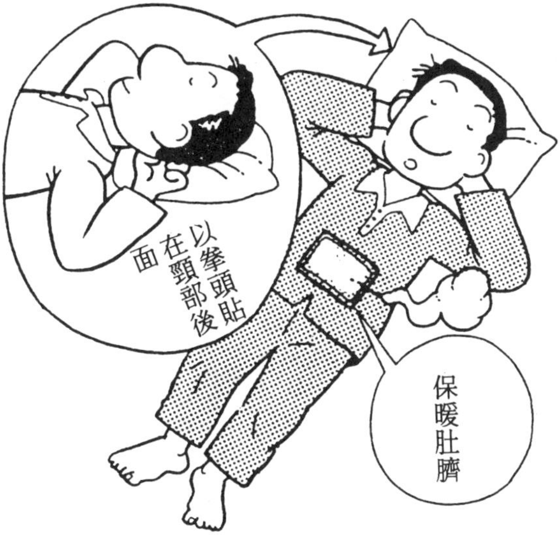

一壓瘂門、天柱、風池等三點。

認為無法找到穴道位置的人，有一個方法，那便是臥著躺下，頭部貼進枕頭，雙手則握拳，貼在頸部後面。

如此，對頭部沈重的瘂門、天柱、風池等穴道，以及對頭痛有效的穴道，都能一一加以按壓。但壓住拳頭的時間約五、六分鐘即可。

此時，如果在肚臍貼上白金懷爐，不僅效果會更高，也不必先揉肚臍。

將手臂的合谷左右各壓四、五分鐘也有效果。

〈消除頭部疲勞的揉肚臍健康法④〉

頭痛（前、側頭部）

保暖肚臍後，指壓太陽穴或眼頭

同樣是頭部的疼痛，疼痛的位置卻有不同。關於後頭部的疼痛，已在另一項說明過，在此則說明側頭部、前頭部的疼痛。頭痛時，此部份會疼痛的情形佔大多數。側頭部疼痛或前頭部疼痛時，也是先將肚臍加以保暖，可以的話，躺著慢慢地揉一揉。約揉十分鐘，頭痛便逐漸好轉，頭腦會感覺輕鬆多了。

假使如此仍無法消除頭痛，或是頭痛的位置在側頭部時，左側疼痛便將左手的拇指貼進左側的太陽穴，這點非常重要。此時，慢慢地吸氣，頭部向左側傾斜，自然地加上力量。邊吐氣力量就會加上去。反覆五、六次，頭部應該會輕鬆起來。時間約一次三秒。過了三秒之後，邊吐氣邊將頭恢復原來的位置。

再者，對女性的偏頭痛有效的便是稱為臨泣的穴道。腳的第四趾及第五趾相交的地方，壓的時候會疼痛，便是臨泣的位置，忍受疼痛指壓，一次壓三秒，約做五、六次即可。

〔消除前、側頭部的疼痛〕

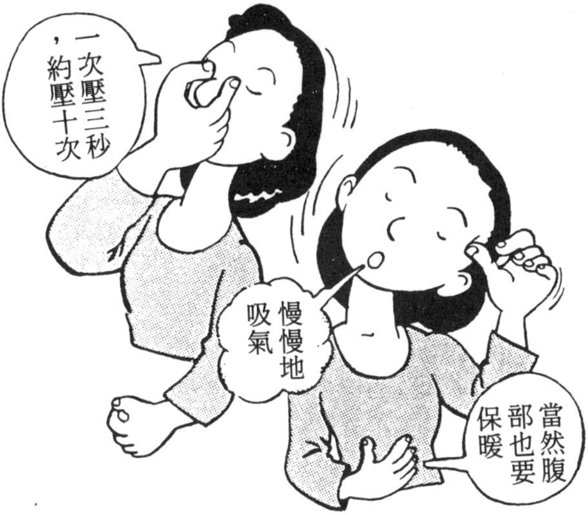
一次壓三秒，約壓十次
慢慢地吸氣
當然腹部也要保暖

前頭痛感到疼痛時，以拇指及食指貼進眼頭，好像抓起來般的感覺壓一壓。

此時，頸部稍微往上抬。不必正確地測量，但以約三十度的角度為標準。這樣就不會顯得勉強，貼在眼頭的力量會自然地加進去。

和側頭痛疼痛時一樣，邊吸氣邊抬頭向上，這點千萬不可忘記。將此方法做十次，不僅可以消除眼睛的疲勞，疼痛也消失了。花在這方面的時間，一次約三秒的程度便可以。

〈消除頭部疲勞的揉肚臍健康法⑤〉

目眩

揉肚臍後，慢慢地揉腳趾根部

目眩的原因，通常來自低血壓。其中也有被稱為梅尼愛爾症候群的旋轉性目眩，這是一種感覺整個天地都在旋轉的目眩。但遇到這樣的情形時，應儘速前往醫院就診。在此介紹的是，由於低血壓所引起的起立性目眩，說明如何以揉肚臍健康法治好。

低血壓的治療重點，是使血壓恢復正常，為了此目的，必須使自律神經善加發揮功能，給予副交感神經刺激。於是，此時最能發揮效果的方法，便是保暖肚臍。自律神經的功能在保暖肚臍之後發揮出來，使血壓恢復正常。然後，將腳的拇趾、第二趾根部附近慢慢地揉一揉，每隻腳各約揉三、四分鐘。當然，如果沒有白金懷爐的話，便將摩擦暖和的手放在肚臍上，慢慢地揉五、六分鐘也無妨。此時，並不需要用力搓揉。

再者，揉手掌勞宮這個穴道也有效。外出時若發生目眩，立刻作為應急處置的方法，勞宮是再適合不過的穴道。

〔抑制目眩〕

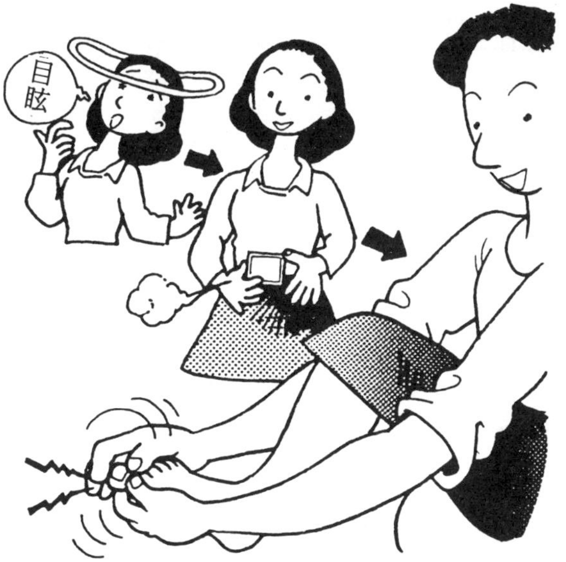

睡覺時突然站起來而發生目眩，或長時間站立而引起目眩，都屬於起立性低血壓。此時，保暖肚臍，再加上給予腳部刺激，便很有效。

揉了肚臍及腳部給予刺激，能促進血壓的調整。保暖腳部，也是使血壓恢復正常的一個好方法。

學校開朝會或工作時持續站立，也會有目眩的情形，此時大致上會有「啊，要倒下去」的預感。有這樣的感覺時，最簡單方法是脫離此狀態，輕輕拍打患者的手或腳，給予刺激，以防止血壓的急劇變動。

〈消除頭部疲勞的揉肚臍健康法⑥〉

耳鳴

保暖肚臍後，在四瀆及耳後貼上米粒

耳鳴實在是一件令人討厭的事。嚴重時，失去了集中力，也無法好好睡覺，只希望有人盡速為自己想辦法。耳鳴的原因有許多種，也有導因於中耳炎、眼睛的疾病、消化器系統不良的耳鳴，但一般而言，最多的情形是由於高血壓所引起的耳鳴。

有耳鳴的症狀時，應立刻保暖肚臍。保暖肚臍，使血壓接近正常的狀態，因此，由於高血壓所引起的耳鳴都會減輕不少，不再隆隆作響。然後，再刺激四瀆這個穴道。

四瀆的位置，剛好在手臂正面手掌和手肘之間縱行的兩根骨頭的中央。從食指一直沿著往手肘的方向，也許會比較容易發現。以另一隻手的拇指壓這裡四、五分鐘，或是揉一揉，一直到耳鳴緩和下來，然後放上米粒或仁丹，貼上絆創膏。

再者，耳後像乳房般突起的骨骼的最下方，其延長線上的頭蓋骨中間，這裏稱爲後邊的中央，壓這地方對耳鳴也有效。

〔抑制耳鳴〕

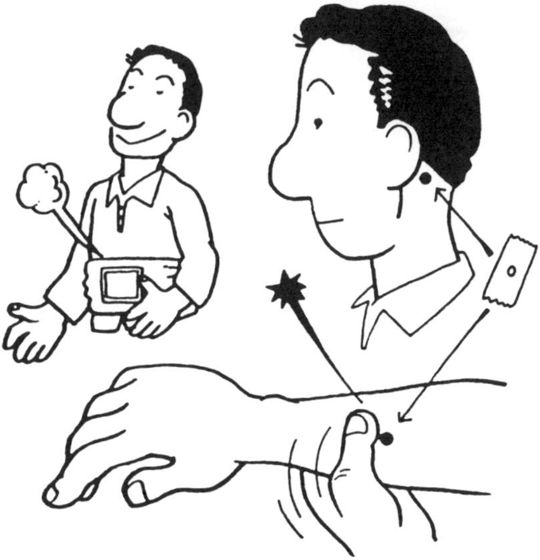

乍看之下似乎是不易找到的地方，但有耳鳴症狀的人，一壓的話非常疼痛的地方，應該便能立刻找到才是。這個地方，無論對任何原因的耳鳴都很有效。

只要有耳鳴症狀的那側即可，貼上拇指，一面吸氣，一面將頸部傾向被壓的那側，以使力量完全用上。一次壓三秒，反覆壓五、六次。然後，為了繼續給予此部位刺激，在這裡也貼上米粒。

這樣做，保暖肚臍、減輕耳鳴程度的效果會大為增加。

〈消除頭部疲勞的揉肚臍健康法⑦〉

頭部充血

對陽池及足三里針灸，然後保暖肚臍

頭部一陣熱，毫無悲傷之事卻流出眼淚，腳部冰冷，頸部以上冒汗，頭部感到沈重，臉部則熱熱的——這樣的經驗各位是否有過呢？容易頭部充血，體質較容易暈頭轉向的人，女性特別多見。尤其是年輕的女性，連在搖滾音樂會上都容易暈倒，呈失神狀態，這也是其中的一種症狀。不僅是年輕女性而已，頭暈也是更年期的人很常有的症狀。它是由於自律神經的異常所引起的，使用揉肚臍健康法仍一樣有效。

感到頭暈腦脹時，請儘速刺激陽池這個穴道。這是使血液循環更為順暢的穴道，以中指從手臂沿著手腕一直前進，碰到關節的地方便是陽池的位置。在這裡做香菸灸或線香灸，感到熱時便離開，反覆此動作五、六次。

以同樣的要領，也對足三里做香菸或線香灸。再者，在腳底的中央附近有稱為湧泉的穴道，在此部位也做香菸灸或線香灸約十次。腳踝內側一直往上距離約三、四隻手指的地方，

〔治好頭部充血〕

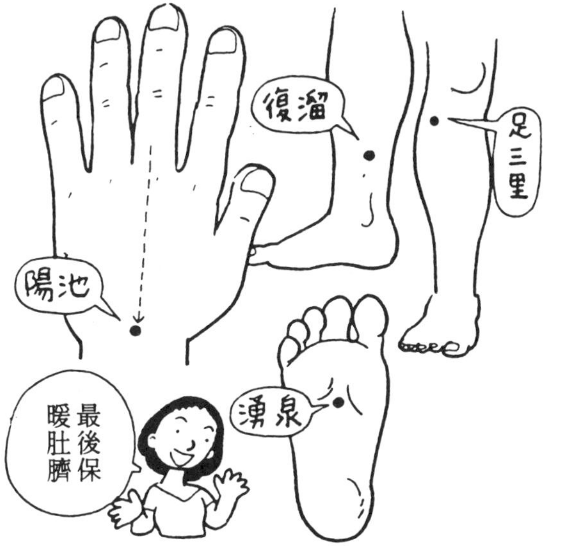

有稱為復溜的穴道，在此也做香菸灸或線香灸十次。這些穴道，都是對頭部充血有效的穴道。溫灸仍無效時，以手指用力壓也有效，各壓二、三分鐘，邊吐氣邊指壓為其要領。

給予這些穴道刺激，接著一定要保暖肚臍十～十五分鐘。在使自律神經恢復正常狀態的同時，也有使充血於頭部的血液下降的作用。

上述利用溫灸的治療法，對年輕人比對更年期的人更有效。原本血液循環良好的年輕人，以肚臍為中心，保暖腳部及腰部，頭暈的症狀多半就會好轉。此時的保暖方法，請參考懼冷症一項的揉肚臍健康法。

〈消除頭部疲勞的揉肚臍健康法⑧〉

嗜睡

用冷毛巾擦拭臉部，然後揉肚臍

想睡覺或打哈欠是因為腦部缺少氧氣的緣故。大大地深呼吸幾次之後，腦部輸入氧氣，便可驅除睡意。如果這樣還是想睡的話，原因可能就是睡眠不足了，既然如此，再如何深呼吸也無法驅除睡意，此時乾脆不要忍耐，好好地睡上一覺。

補充睡眠之後仍多多少少有一點睡意時，便可能是慢性的疲勞所引起的，而揉肚臍健康法正好派上用場。要驅除睡意，肚臍絕不能保暖，而應用揉的方法。如果保暖肚臍，可能會發生更想睡的情形。揉肚臍之後，心情會趨於穩定，由於壓力所引起的嗜睡也能予以防止。而且，食慾會增進，隨之清醒過來。不過，要進行下面的穴道刺激時，應將一切做好之後才進行。

再者，雖然忍耐睡意是違反自然之事，但工作中總不能矇矓入睡。用揉肚臍健康法，好好地揉一揉肚臍，是消除疲勞的一個方法，若要立刻驅除睡意，還是要用毛巾擦拭臉部。擦

〔使睡意醒來〕

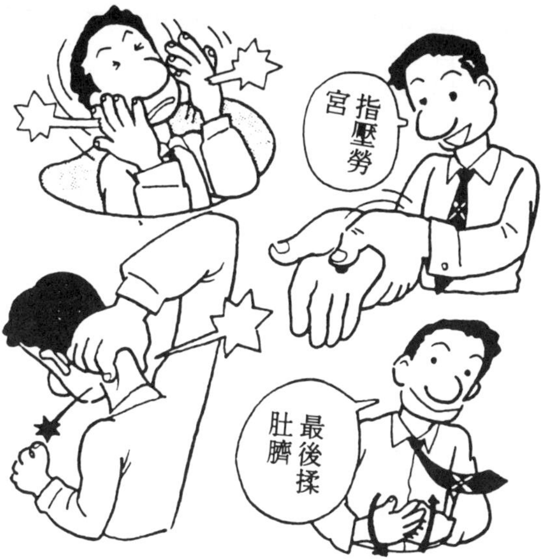

拭的同時，也拍打臉部。如此可使交感神經亢奮起來，睡意當場便消失無踪。

再抓著頸部後面，好好地揉一揉。想睡覺時，此部份的肌肉多半呈僵直狀態。揉這裡的話，從頸部到背部的血液循環會變得良好，隨之淸醒過來。

如果這樣仍醒不過來的話，可指壓手掌中央勞宮這個穴道，邊吐氣邊壓。在吐氣的期間仍繼續指壓，吸氣時放開手。左右兩手的勞宮，各壓二、三分鐘。然後作深呼吸，睡意應該就可以驅除。最後揉肚臍，便能湧出再度工作的活力。

〈消除頭部疲勞的揉肚臍健康法⑨〉

宿醉

以白金懷爐保暖肚臍，指壓肝臟的相關穴道

因喝酒過多而引起宿醉，感到痛苦不已，下定決心再也不喝醉的人很多。但酒一旦過了喉嚨便作罷，這樣又一次造成宿醉，我想大概許多人都有如此的經驗吧。

酒是連接人與人的潤滑劑，它確實可以消除心中的鬱悶，堪稱百藥之王。但假使沒有宿醉的話，更可充分享受喝酒的樂趣。對這樣想的人，告訴他們宿醉也無大礙的方法，就不必害怕宿醉了。當然，並不是說喝多少酒都可以，還是應適可而止，多加注意保護肝臟。

關於宿醉的原因，乃是因為酒精留在肝臟中未被分解的緣故。所以，最重要的是肝臟的功能保持良好。

要使肝臟的功能良好，首先應以用完即丟的白金懷爐來保暖肚臍。由於保暖肚臍，胃腸的功能會變好，也會湧上食慾。宿醉的不舒服症狀消失之後，心情會趨於輕鬆。當然，肝臟的功能一變好，體內的酒精也快速地排除到體外。

〔治好宿醉〕

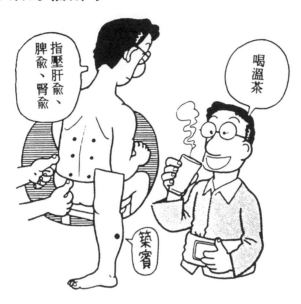

這樣做就夠了，但為了再提高效果，應刺激肝俞、脾俞、腎俞、足三里、築賓等穴道，一次壓三秒，各壓五、六次。這些都是和肝臟功能有關的穴道的代表。

再者，可以的話，以溫水淋浴、冷水淋浴交替淋浴全身，各三十秒，一共做三分鐘即可。實行溫冷交替法之後，血液循環便獲得改善，「沈睡」的神經也受到刺激。

最後，喝暖和的茶也是不錯的方法。為了酒精的代謝，需要多量的水份，藉此可產生補給水份的效用。

肚臍附近的健康穴道②

［天樞］　在東方醫學中，人體比肚臍高的地方稱為天，以下的地方則稱為地。距離肚臍左右兩側約二隻手指寬的地方，便是天樞這個穴道，它是區分天之氣及地之氣，居樞要（重要）位置的穴道。

對下痢及便秘等消化器系疾病，腎炎等泌尿器疾病、生理不順、精力減退、懼冷症等生殖器疾病，是很有效的穴道。

［肓俞］　距離肚臍左右兩側約半隻手指寬的地方，正好位於肚臍和天樞之間。肓指橫隔膜上面的薄膜而言，這地方被認為是不容易針灸或用藥的部位，是致力於治療之意，肓俞，是將不易治好的肓加以治好的意思。

它是對腎臟疾病、糖尿病、下痢、便秘、肝炎、腹膜炎有效的穴道。

［大巨］　距離肚臍下方約二隻手指寬的地方，有稱為石門的穴道。這裡是對消化器疾病、生殖器疾病有效的穴道。從這裡向左右兩側，也是距離約二隻手指寬的地方，便是大巨這個穴道的位置。大是重要之意，巨是巨大之意。大巨兩字也就是非常重要的穴道之意。

它是對下痢、便秘等大腸疾病非常有效的穴道。除此之外，對呼吸器疾病、泌尿器疾病、婦科疾病、坐骨神經痛、風濕、手腳疲勞、失眠都有效。

第五章　改善體質的揉肚臍健康法

從鼻炎、氣喘、懼冷症到糖尿病

〈改善體質的揉肚臍健康法①〉

鼻炎

保暖肚臍後，指壓迎香、合谷，然後洗淨鼻子

除了過敏性鼻炎之外，最近因鼻炎而苦腦的人很多。但究其原因，因壓力及疲勞而引起自律神經失調，並導致鼻炎的人，似乎不在少數。因此，為了使自律神經的失調恢復正常，保暖肚臍是很重要的一點。在此，介紹對鼻炎很有效的簡易穴道療法，以及鼻子的洗淨法，要實行這些療法之前，事先保暖肚臍五、六分鐘，更能迅速出現效果。

哪些是對鼻炎有效的穴道呢？首先，是鼻子附近稱為迎香的穴道。這是位於小鼻兩側的穴道，以兩手的食指壓這裡，一次三秒，共壓三次。接著是左右的眼頭，從這裡往下沿著骨頭位於鼻子中央的穴道，以及稍微下面一點和小鼻相交之點的穴道，這三個地方壓一壓，一個地方約壓一秒，反覆三次。然後是鼻子下方的人柱，一次壓三秒，壓五、六次。

指壓這些穴道之後，再壓合谷穴道。手掌上拇指和食指相交之處稍微偏食指的地方，便是合谷的位置。這裡用另一隻手的拇指及食指，由上往下像夾住般壓一壓。一次三秒，約壓

〔治好鼻炎〕

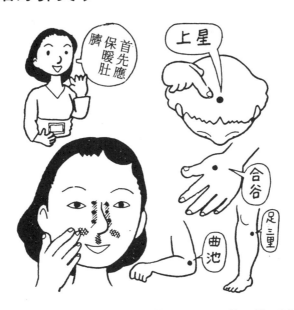

五、六次。接著，將手肘彎曲，在皺褶外側前端的曲池這個穴道同樣指壓，一次三秒，壓五、六次。再者，抓著腳的小趾，約揉一分鐘，也是一個好方法。

這樣的穴道刺激之後，洗淨鼻子，抓一把乾燥的蕺菜，放滿水的水壺，先放入約一半的水去煮，並加入少量的鹽。使用市售的洗淨鼻子的器具，將鼻子洗淨，一天約五次。如此使能改善鼻炎的症狀，這樣花粉症及蓄膿症也有效。

鼻子不好的人，要保暖肚臍及腳部，這點非常重要，應經常力行踏竹片及保暖肚臍的方法。

〈改善體質的揉肚臍健康法②〉

氣喘

保暖肚臍後，在膈俞斜上方的壓痛點貼上米粒

氣喘多半是由於迷走神經的亢奮所引起。最近，導因於過敏的氣喘則愈來愈多。

氣喘的人，因為會劇烈的咳嗽，所以，上腹部會感到疼痛。有鑑於此，除了保暖肚臍之外，位於肚臍上方的中脘也應一起保暖。發生氣喘時，有時只是呼吸非常急促，並不是很痛苦，因此，先保暖肚臍使發作緩和下來是非常重要的一點。

保暖肚臍五、六分鐘，感覺稍微輕鬆時，刺激被稱為氣喘特效穴道的穴道也有效。被稱為膈俞的變動穴的穴道，應先找出位於背部稱為膈俞的穴道。從肩胛骨最下方的地方平行過去，碰到背骨的第七根骨頭，從這裡向外側約四支手指粗細的地方，便是膈俞的位置，再從這裡沿著斜上方上去，有氣喘的人，這地方會有壓痛點。

這裡便是對氣喘有效的「膈俞的變動穴」位置，對此部位做香菸灸或線香灸五、六次，感到熱之後即移開，反覆做此動作，然後將仁丹或米粒貼上去，以防復發。

〔治好氣喘〕

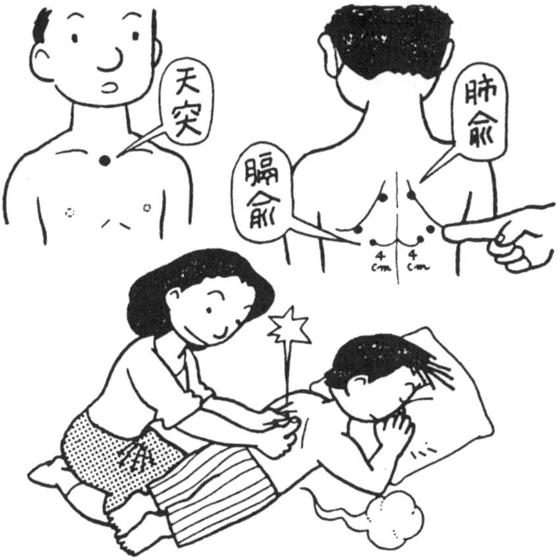

喉嚨突起的地方距離兩側四公分的部位，有一個人迎的穴道，用手指摸時，有脈動跳動，所以比較容易發現。這裡也在保暖肚臍的情形下，用牙籤輕輕地刺二、三分鐘。

再者，第三胸椎和第四胸椎之間的肺俞，一次壓三秒，壓五、六次看看。左右的乳頭中間地點的正背面附近，從背骨向外側約四公分的地方，也可以壓一壓。因為是不易指壓的部位，可以的話，請人來替你壓會比較順利。

〈改善體質的揉肚臍健康法③〉

頭皮屑

用香菸對太谿及崑崙溫灸，最後保暖肚臍

頭皮屑多的人，被認為有如不潔的代名詞一般。的確，只要一星期不洗頭髮，任何人都會產生頭皮屑。只是沒有洗頭髮就滿頭頭皮屑的人，便是所謂的頭皮屑症患者。

頭皮屑症，尤其常見於神經質的人及容易累積壓力的人。容易頭部充血的人、頭髮經常脫落的人，也常會有頭皮屑。所謂頭皮屑，便是頭皮的表面出現碎屑，那是因為血液中所含的廢物滯留於毛根，出現於表面。神經過敏而容易累積壓力的人，或用腦過多的人，血液滯留於頭部，結果，廢物也容易淤積下來，頭皮屑因此而愈積愈多。因此，如果用現在所介紹的揉肚臍健康法，改善頭部的血液循環的話，頭皮屑症便可治好。

首先，使用崑崙及太谿兩個穴道。崑崙位於外腳踝和腳跟之間稍微凹陷的地方。太谿則位於內腳踝和腳跟之間，正好在崑崙和腳踝夾住的拇趾邊。其他方面，足三里、手掌的合谷、腳底的湧泉、頭部百會等等，也都是有效的穴道。在這些穴道上，用藥局所出售的簡易灸

〔治好頭皮屑〕

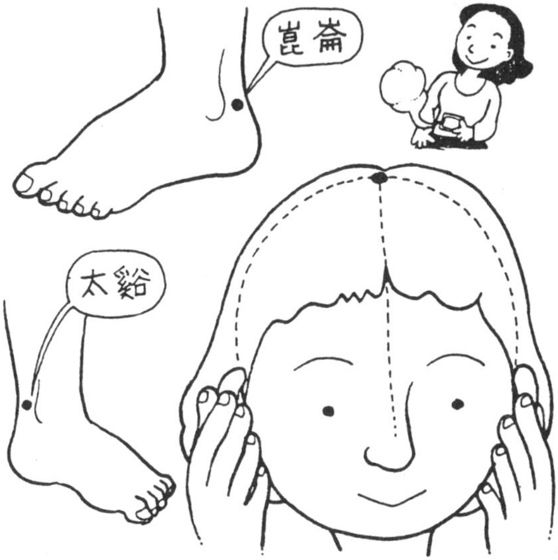

做溫灸。完畢之後，便換新的。做約二、三次。用香菸灸或線香灸來刺激也無妨。此時，感到熱便稍微離開一下再貼進。重複這樣的動作五、六次看看。

最後，以白金懷爐保暖肚臍十分鐘，使身體的血液循環良好，防止頭皮屑淤積在頭部，因於頭皮屑症所引起的緊張緩和下來。最近，有很多去除頭皮屑的洗髮精及潤絲精在市面上出售，但它們卻只能暫時抑制頭皮屑，根本無法解決問題。

使用揉肚臍健康法，將體質本身加以改善，才是最重要的。

〈改善體質的揉肚臍健康法④〉

小兒氣喘

以白金懷爐保暖肚臍後，再以乾布摩擦身體

小兒氣喘由別人看來是非常可憐的疾病。如果母親有這樣的孩子，一定會很擔心。但是只要繼續實行揉肚臍健康法，小兒氣喘發作時便可迅速地治好。

現在所要介紹的方法，是各種雜誌上所介紹的內容，有許多人寫了感謝函來，並且能很簡單地完成，效果十分確實的方法。

小兒氣喘發作時，絕對不可以使身體冰冷。相反地，應先裸著身體保暖身體。因此，事先一定要用用完即丟的白金懷爐保暖肚臍。

保暖肚臍之後，腸管的功能趨於活潑，也會產生食慾，不僅限於小兒氣喘，對身體狀況虛弱孩子，也是最佳的方法。

用用完即丟的白金懷爐，約保暖肚臍十分鐘之後，接著進行乾布按摩。也就是用乾布來摩擦身體，首先將手、腳、背部、腹部等全身部位加以按摩。可以的話，最好能用稍微硬一

〔治好小兒氣喘〕

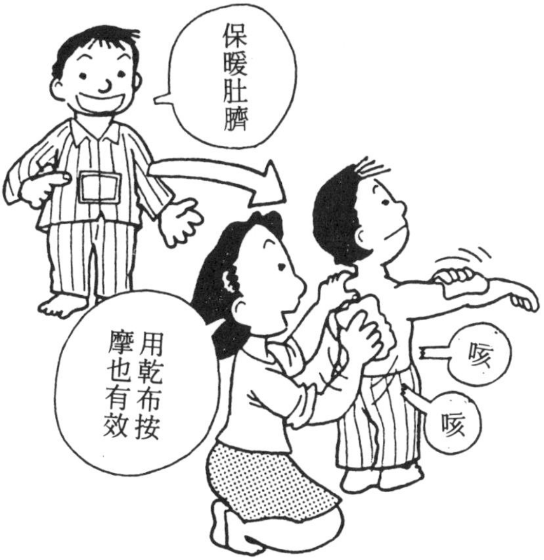

點的毛巾用力擦拭全身，不習慣時，肌膚會感到疼痛，開始時稍微保留一下力道，等習慣之後，即使用力也會感到舒服。肌膚會變成微紅，正好是最好的感覺。

除了乾布按摩之外，用牙籤刺激全身也是有效的方法。

將大約十支的牙籤一起用橡皮筋綁起來，用它來刺激全身的肌膚，令人意外地會感到非常疼痛。

最好是沿著穴道和穴道相連接的一條經絡去刺激，如果找不到，在試一試全身當中，就會碰到經絡。另外，不用牙籤而用洋裁用的細針也可以。

〈改善體質的揉肚臍健康法⑤〉

蕁麻疹

保暖肚臍後，在裏內庭做香菸灸

蕁麻疹是由於毒素進入體內所引起。因為身體無法順利解毒，引起過敏性反應，所以，只要對解毒有效的穴道加以刺激即可。尤其是裏內庭這個穴道，但要刺激它之前，首先應將無法解毒的毒素釋出，使腸管的功能趨於活潑。為了要解毒，約保暖肚臍五分鐘，調整身體狀況。再者，由於保暖肚臍，體內的血液循環會變得艮好。一併刺激其他的穴道時，解毒的效果會迅速地出現。

接著，首先對位於腳底的裏內庭這個穴道，以香菸灸或線香灸來保暖。關於裏內庭的位置，前面已介紹過，不妨作為參考。在腳的正裏側，也就是腳的底部，這裡是對蕁麻疹很有效的穴道。發生蕁麻疹時，將香菸或線香的火靠近身體也不會感到熱，在此無法明確地說幾秒，但直到接近能感到熱為止，感到熱時便移開，反覆此動作五、六次。順利的話，有時如此便可治好，是效果頗高的穴道。

〔抑制蕁麻疹〕

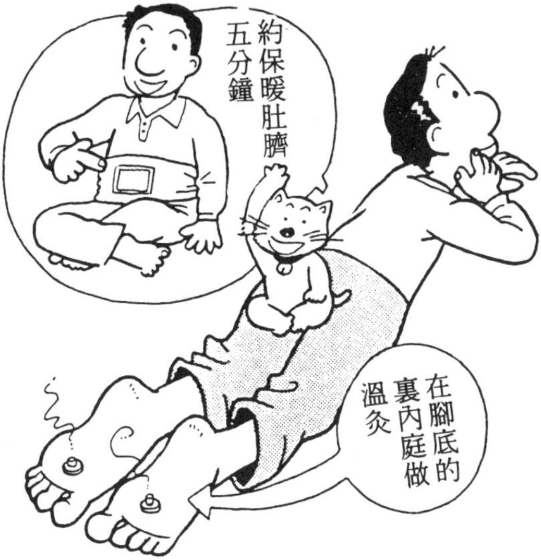

將手水平地提高，肩膀有二個凹進去的地方，前後都有，這前面的凹陷便是肩髃的位置，在其上方旁邊壓一壓一定會有壓痛感的位置，則是肩髃的變動穴，也就是在肩髃附近能發揮同樣效果的穴道。這裡也是做香菸灸或線香灸。熱了之後便遠離，反覆此動作五、六次。

另外，曲池這個穴道也有效。將手肘彎曲時，手腕形成皺褶的前端附近。壓時會有壓痛感，這裡也做香菸灸或線香灸，一樣有效。

感到熱時便遠離，反覆此動作五、六次。要對這些穴道進行溫灸時，都應先用白金懷爐保暖肚臍，然後進行其他步驟。

〈改善體質的揉肚臍健康法⑥〉

容易冒汗

揉肚臍後，指壓脾俞、腎俞、足三里、湧泉等穴道

冒汗是表示自律神經處於活潑狀態的證據。這是因為體質上的緣故，不必太過介意。但雖說如此，夏天如果不斷冒汗，襯衫立刻便濕淋淋的話，也是令人感到困惑的事。

容易冒汗的人，只要以揉肚臍健康法調整活潑的自律神經即可。保暖肚臍，使副交感神經的功能變得活潑，因此，要抑制交感神經，只要保暖肚臍，便可治好不斷冒汗的毛病。

覺得很熱便多喝冷的東西，或是關在冷氣很強的房間，反而會產生反效果。穿的衣服也是一樣，除了穿薄的衣服之外，不要使肚臍受涼是很重要的一點。戴上纏腰布，肚臍上放著白金懷爐，如此就不會冒太多的汗。乍看之下，似乎很熱而會冒更多的汗，但自律神經的功能正常時，會發生比一般人更會冒汗的情形。

汗水的流動過於良好，便是冒汗的狀態，因此，適度地調整流動也有效。為了這目的，要刺激位於背部的脾俞、腎俞、足三里、湧泉等穴道。首先，將肚臍揉十分鐘，對這些穴道

〔治好容易冒汗的體質〕

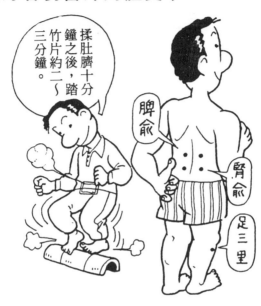

揉肚臍十分鐘之後，踏竹片約二～三分鐘。
脾俞
腎俞
足三里

做指壓，一次三秒，刺激五、六次。

湧泉以踏竹片的方式刺激二、三分鐘也可以。刺激這些穴道之後，汗水的流動便趨於良好。也就是排尿量增加，而出汗量減少。

溫冷交替法，也有助於自律神經的調整。以溫水、冷水反覆淋浴，如此神經的功能便活潑起來，同時也會使調整機能活潑化，變成不會流太多汗的體質。但運動不足的人大量冒汗時，只刺激穴道及實行溫冷交替法，無法期待出現改善體質的效果。為了促進自律神經的調整，某種程度的運動量仍有其必要。

〈改善體質的揉肚臍健康法⑦〉

打鼾

就寢之前先保暖肚臍，用力指壓上星

旅行時，同寢室的人如果會打鼾，那真是會苦惱得無法睡覺，感到痛苦極了。愈介意則愈感到煩躁，愈是無法安然入眠。然而，因打鼾而苦惱的人不僅別人而已，往往患者本身也深受其苦。而且，年級愈大打鼾的人愈多，這是因為受到血壓的影響緣故。

為了抑制打鼾，首先應鬆弛身體，以輕鬆的心情保持熟睡的狀態。因此，就寢之前先保暖肚臍，使自律神經發揮功能，身心鬆弛下來，進入能安眠的狀態，如此便能抑制打鼾。

更有效的方法，便是加上肚臍、上星的方法。鼻子最上方凹陷的地方，也就是兩眼的正中間，將手掌貼在額頭上，然後將手腕貼上去，從鼻子的延長線上小指的前端碰到頭部的地方，便是稱為上星的穴道。壓壓看，有的人會有壓痛感，有的人則有快感，兩種感覺因人而異。只要判斷是舒服或疼痛即可，是比較容易找到的穴道。

在這裡稍微用力按壓，給予它強烈的刺激。這裡是非常有效的穴道。前來治療院接受治

〔防止打鼾〕

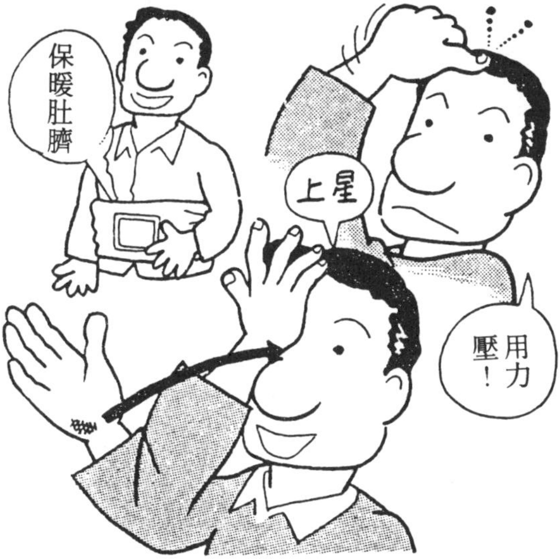

療的一位母親，長期因打鼾的毛病而苦惱不已，經過指導她刺激穴道方法，以及溫灸的方法之後，翌日，詢問和她一起來的孩子她的情況，他回答說：「媽媽幾乎都不打鼾了。」

最有效的是，用艾草直接溫灸。

不過，對溫灸並不喜歡的人，因為溫灸的位置是在頭部，所以明知有效，大多數還是覺得很害怕。但是，這地方便是即使溫灸也不會感到熱的部位，十分不可思議。縱使毛髮燒焦了，立刻又會有比以往髮質更好的健康毛髮生長出來，所以不必擔心。請家人來做比較好。市面上所出售的簡易灸也無妨。

〈改善體質的揉肚臍健康法⑧〉

強化肝臟

指壓肝臟的診斷點後，保暖肚臍

對一個社會人而言，酒是無法斷絕關係的一種東西。但如果喝過多的話，肝臟的負擔會增加。原本肝臟就衰弱的人不用說，覺得肝臟很好而過於自信的人，等到發現已變成肝炎或肝硬化，為時太晚，這樣的情形並不是沒有可能。因此，強化肝臟對現代的上班族來說，是一個相當切身的問題。

太衝、期門、肝俞、膽道點等穴道，也是肝臟病的診斷點，肝臟不好的人，按壓這些穴道時會感疼痛。再加上保暖肚臍，便能使肝臟強健起來。

首先，將足三里及肝俞壓三秒，約壓五、六次。膽道點這個穴道，是直到最近才研究出的穴道，因此在各種書籍中很少被介紹出來。它的位置，在膝蓋外側腓骨小頭突出來的骨頭下方約三隻手指寬的地方，以自己的手指壓壓看，會感到疼痛。也有人並沒有壓痛感，相反地，感到非常疼痛的人，便有可能是肝臟發生了疾病，應儘速到醫院接受診斷。將這些穴道

〔強化肝臟〕

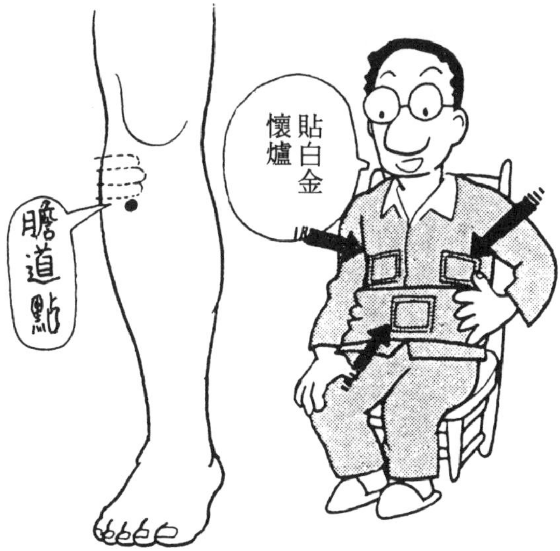

一次壓三秒，指壓五、六次。

太衝也稱為「肝經的原穴」，其位置在肝的經絡上，詳細的地方，是在腳拇趾及第二趾的骨頭相碰之處略偏前方。將它一次壓三秒，指壓五、六次。

期門是由兩方的乳頭各往正下方，到了肋骨最下方附近稍微凹陷地方的穴道，右側的期門之下，正好是肝臟。在左右兩側的期門貼上白金懷爐來保暖。

保暖肚臍約十分鐘之後，肝臟的血液循環變得良好，肝臟的功能也趨於活潑。每天繼續如此做，肝臟便能強健起來。另外，患有肝炎的人也得到治療。

〈改善體質的揉肚臍健康法⑨〉

糖尿病

指壓中樞、脊中、商陽、太白、保暖肚臍

糖尿病是種全身性的疾病。因此，它的治療並不是只做一件事即可。飲食療法也很重要。舉例而言，決定的卡路里應確實遵守，以此態度來實行飲食療法才行，充分攝取含有蛋白質的食物，糖質豐富的食物應儘量避免。再者，早上稍微多吃一點也無妨，但晚餐絕不要吃得過多。我們經常容易在晚餐吃得過多，這點應特別注意。

運動當然也很重要。適度的運動對糖尿病有所助益是一般的醫學常識，但依照每個人的症狀，什麼程度的運動較為適當也有所不同，應和醫師商談一下。

實行飲食療法、運動療法的同時，也繼續做揉肚臍健康法，對糖尿病非常有效。

對糖尿病有效的穴道，是背部的中樞、脊中，在食指指甲靠近拇指一側的根部的商陽，腳底腳趾內側彎曲的地方，在腳的內側拇趾根部附近鼓起來的山形骨頭的側下方，則有一個稱為太白的穴道。

〔治好糖尿病〕

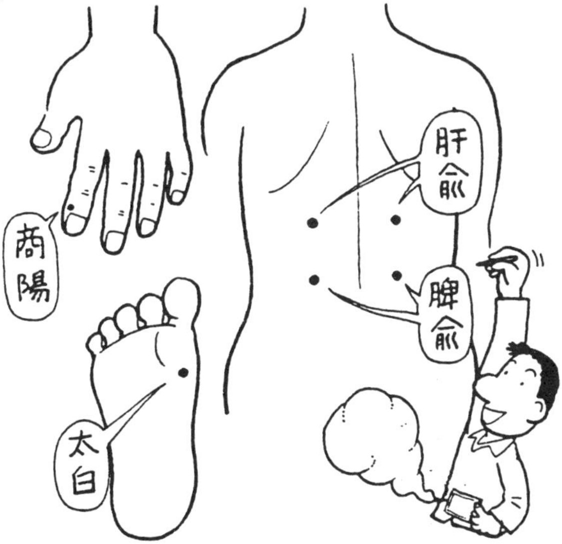

對這些穴道做薑灸或大蒜灸，或用市面上出售的簡易灸來溫灸。一個地方二、三次即可。

再者，刺激脾俞、腎俞也有效果。這些地方同樣也做薑灸或大蒜灸、溫灸二、三次。最後保暖肚臍，使內臟的血液循環良好。

保暖肚臍，刺激這些穴道，每天進行之後，便能改善體質。血糖值會下降，糖尿病本身的症狀獲得改善不用說，對伴隨糖尿病而來的高血壓、神經痛也有好的影響。

〈改善體質的揉肚臍健康法⑩〉

懼冷症

在肚臍及腰部貼上白金懷爐，從上面將白布緊緊地包住

懼冷症多半發生於女性身上。有的懼冷症患者，會容易便秘，不易生孩子，所以，對女性而言可以視為一個大敵。但是，進入被窩裡十分鐘之後手腳就會暖的人，並不是懼冷症患者，而只是怕冷而已。懼冷症導因於副交感神經末順利地發揮功能，首先，用白金懷爐及纏腰布保暖腰部及肚臍。如此一來，腳部仍不會暖和的人，每天踏竹片。一天二次，一次約十五分鐘，踏到腳部稍微感到暖和為止。

踏完竹片之後，從竹片上下來，腳背如果尚未暖和的話，用另一隻腳的腳底將腳背摩擦一下。踏完竹片之後立刻進行時，因為腳底已經暖和，所以比較有效。摩擦五、六次之後，就會暖和起來。如上所述，每天早上、晚上都確實進行。

只是這樣做的人，早上到了公司已經完全冷起來。於是，穿了二雙襪子，中間放二、三支辣椒在腳底彎曲時凹陷的地方，或是用棉紙包著腳部，上面再穿襪子。接著，日常的生活

〔治好懼冷症〕

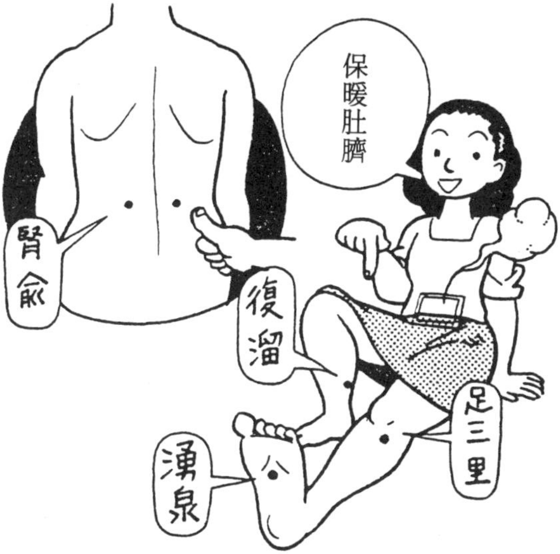

中，患有懼冷症的人應有意識地儘量走動才好。乍看之下，似乎是懼冷症的症狀，其實卻是運動不足的人非常多。

再加上這些事項：保暖腰部及肚臍，刺激背部的腎俞，會更有效果。腰骨上方數公分之處，以及背骨上方數公分之處，左右兩側各有一個腎俞的穴道。從這裡沿著尾骶骨的二個等邊三角形般的二條線上便是。從腎俞沿著尾骶骨指壓，或用白金懷爐保暖二十～三十分鐘。

其他方面，膝蓋上方的足三里、後腳跟內側上方六公分的復溜，腳底的湧泉等三個穴道，用市面上出售的簡易灸做二、三分鐘也可以。

〈改善體質的揉肚臍健康法⑪〉

習慣性便秘

肚臍的周圍及側腹稍微用力揉一揉

暫時性的便秘，只要保暖肚臍就夠了，但習慣性便秘的人，排便次數是三、四天一次，其中也有一周一次的重症，如果這樣的話，就很難恢復正常。便秘若是變成慢性，會頭痛、想嘔吐、出疹及面疱之類的東西。

因習慣性便秘而苦惱的人，早上起床時，應喝冷的牛乳及水。它們會刺激腸管，促進便意的產生。飲食方面，含有豐富食物纖維的蔬菜，尤其是根菜類，應經常注意多加攝取。習慣性便秘發生時，身體會感到沈重，容易運動不足。因為很少運動，腸管的活動性不良，身體也冰冷，更容易拉長便秘的時間。為了擺脫這個惡性循環，儘量多做運動，輕微的運動也可以，多動動身體才好，尤其是動動腳。步行對便秘很有效。

有習慣性便秘的情形時，首先保暖肚臍，然後用力揉一揉肚臍二、三分鐘。側腹的肋骨最下方和腰骨之間，兩側都用拳頭用力按壓也有效。腸管因此而受到刺激。另外，踏竹片也

〔治好習慣性便秘〕

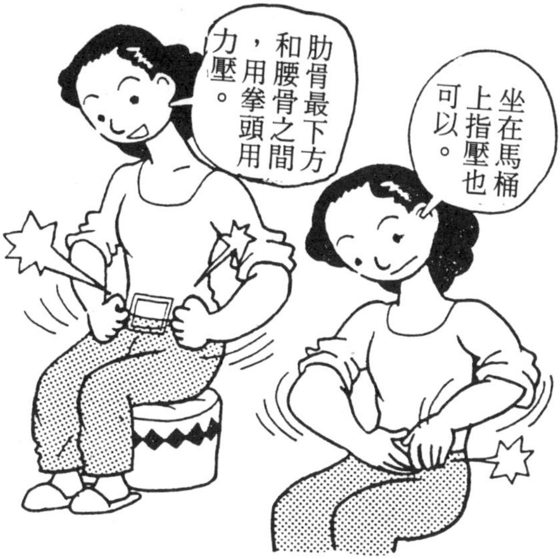
肋骨最下方和腰骨之間，用拳頭用力壓。
坐在馬桶上指壓也可以。

一樣有效。

不要認為沒有感到便意就不到廁所，或是因為沒有時間上廁所而忍耐著，這些都是很不好的事。沒有便意時，也應在固定的時間到廁所去，西式馬桶採取坐姿，將雙手放在左右鼠蹊部上方二、三公分之處，此處附近的肉向上掀起，邊吐氣邊抓上來。有直腸的那一側的左方，揉壓一、二秒，繼續五、六次。

即使不上廁所，坐在普通的椅子試試看也可以。再者，除了睡覺之外，在肚臍貼上白金懷爐，或用纏腰部包起來，經常保持肚臍的暖和。

〈改善體質的揉肚臍健康法⑫〉

生理痛

保暖肚臍，用力壓腳趾的壓痛點

最近，由於男女雇用機會均等的施行，據說支持女性生理假的企業大為減少。的確，也有人生理期中並不會感到疼痛，但另一方面，每次因生理痛而苦惱不已的人，不要說工作，縱使站起來或走動都會感到痛苦，不得不請假，這樣的人似乎也為數不少。

關於生理痛的原因，是月經出血時，自子宮而來的路徑容易淤塞血液，有此情形多半會引起生理痛。如果能使血液快速通過的話，疼痛便能治好。

像這樣的人，首先以用完即丟的白金懷爐保暖肚臍。因為，生理期中，最好不要讓腰部受涼，保暖肚臍，便可防止腰部冰冷。再加上在第二腳趾及第三腳趾之間指壓一下。

在指壓的時候，會碰到感到壓痛的部位。將它壓一壓，任何人都會感到疼痛的部位。但有生理痛的人，壓一壓時一定會非常疼痛。在這裡做簡易灸也是一個方法。溫灸是做二、三次。

〔抑制生理痛〕

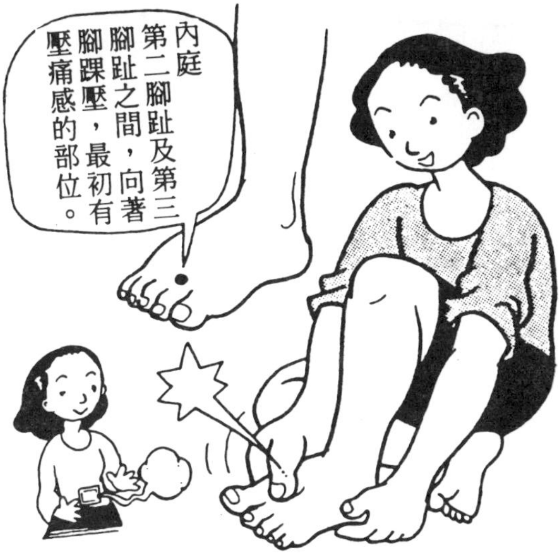
內庭
第二腳趾及第三腳趾之間，向著腳踝壓，最初有壓痛感的部位。

如果做溫灸很麻煩的話，稍微忍受一下疼痛，用力壓一壓，一次約三秒，繼續壓十次，應該會非常疼痛才是，但還是要忍耐繼續做下去。沒有感到疼痛時，就不會產生效果。

此做法在我的治療院中已開始採行。因為疼痛而腰部彎曲著進入治療室的人，只要進行治療，疼痛就立刻消失了，變成以輕鬆的腳步回去。

保暖肚臍，使經血順利地流出。要使此療法確實發揮效果，最重要的是一定要保暖肚臍。

〈改善體質的揉肚臍健康法⑬〉

更年期障礙

在陽池、肩井、湧泉做香菸灸，最後揉肚臍

女性由成熟期進入老年期，也就是四十歲到五十歲之間，荷爾蒙的分泌失去平衡，自律神經會產生變化，精神上、肉體上都會持續一種不安定的狀態，這便是所謂的更年期障礙。其具體的症狀，有下痢、頭暈、肩膀痠痛、呼吸困難、悸動、異常發汗、目眩、耳鳴、失眠、頭痛等等。像這樣荷爾蒙分泌的混亂及自律神經的異常，揉肚臍健康法可以說是最佳的方法。

首先，在手腕的正面有稱為陽池的穴道，在這裡做香菸灸或線香灸，接近穴道，熱了之後便移開，然後再度接近，以此方法做五、六次。肩膀痠痛時有效的肩井，也做香菸炎或線香灸，也是繼續做七次。

然後，背部的腎俞及肝俞做五、六次，足三里、對頭暈有效的復溜、腳底中央的湧泉，則以七次為標準，各做香菸灸或線香灸。

〔治好更年期障礙〕

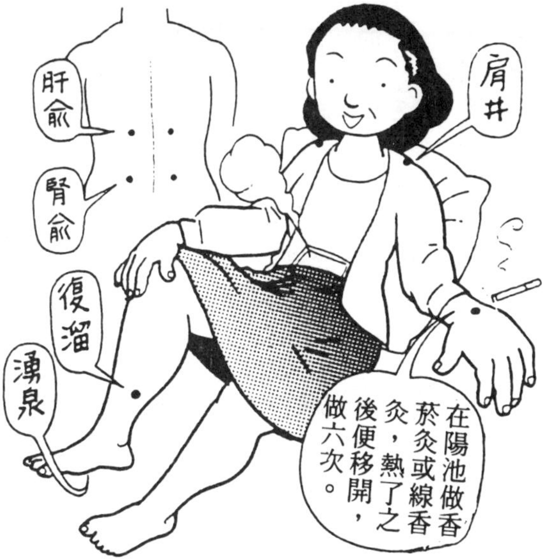
肝俞
腎俞
復溜
湧泉
肩井
在陽池做香菸灸或線香灸，熱了之後便移開，做六次。

刺激這些穴道，所有的更年期障礙便可有效地抑制，但重要的是，最後要保暖肚臍十～十五分鐘。狀況不良好的自律神經，也能加以調整。

更年期障礙時間長的人，有時三、四年仍無法治好，用揉肚臍健康法，每天耐心地持續做下去，情況就會逐漸好轉。

更年期的人，應充分注意有規律的睡眠。睡不著覺的人，有人會在服用安眠藥之後安然入眠，但遇到這樣的情形，應進入棉被裡，慢慢地揉一揉肚臍，就會睡得更好。

作者：永井秋夫——第二代舞蹈家　西崎　綠

永井先生活躍於國際鍼灸專門學校紀念活動以來，已有十年以上的歷史。對於一個舞蹈者來說諸如「足痛」「腰痛」正是日常家常職業病，此時此刻正接受治療的我，得知永井先生獲得動四等瑞寶獎章，本人內心由衷地感謝與祝福。

而且永井先生長年從事於鍼灸界之教育活動，我相信對廣大的人民健康及致力於對健康之啟蒙運動之功績是衆所公認的。

此書是傳授以肚臍為中心來消除心身疲勞之方法。說到肚臍，對身為舞蹈家的我來說是最貼切、最正確、最重要的部位，祇要好好地搓揉，是相當簡便且便利的健康療法，多方面利用此健康法可以使疲勞的身心回復到健康狀態。

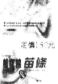

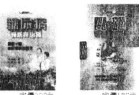

健康加油站

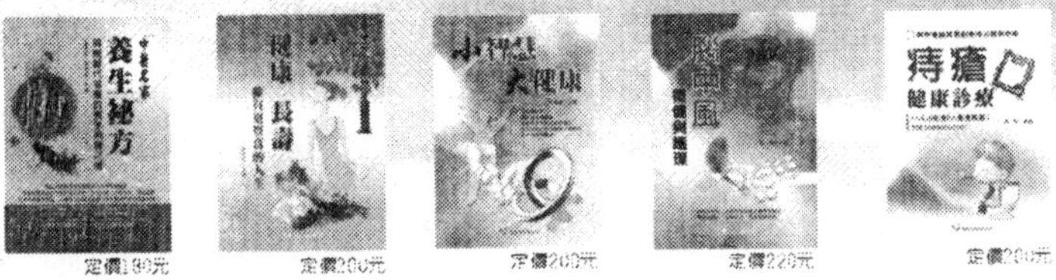

定價190元　定價200元　定價200元　定價220元　定價200元

武術武道技術

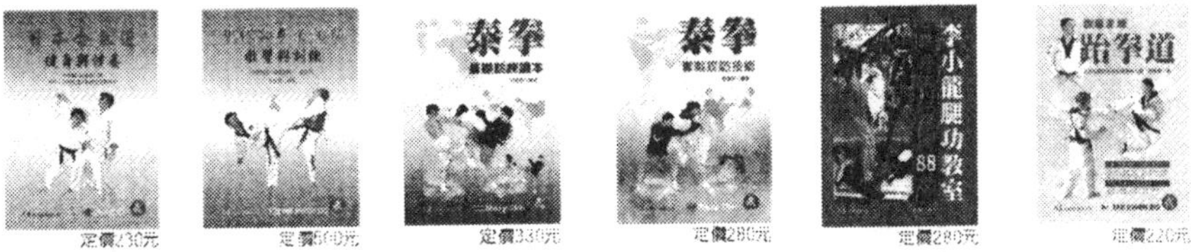

定價230元　定價500元　定價330元　定價280元　定價280元　定價220元

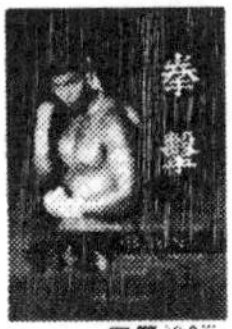

定價220元

截拳道入門

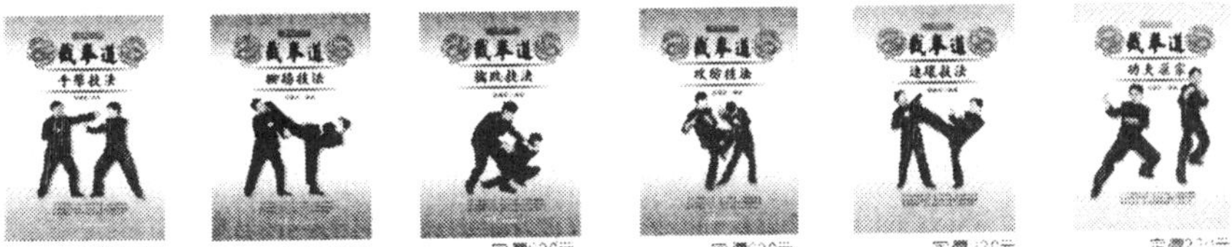

定價230元　定價230元　定價230元　定價230元　定價230元　定價230元

體育教材

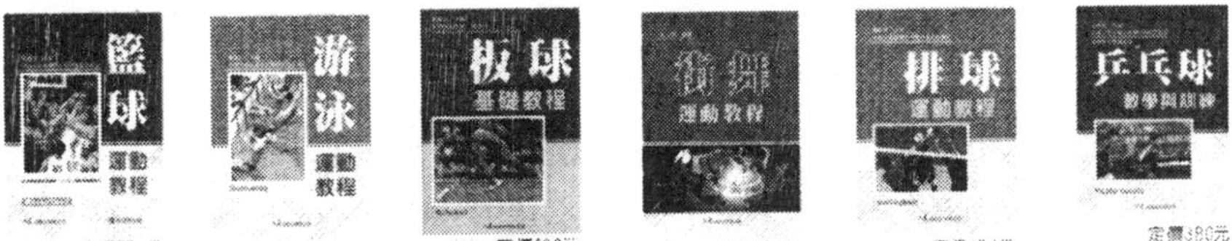

定價550元　定價400元　定價400元　定價280元　定價450元　定價380元

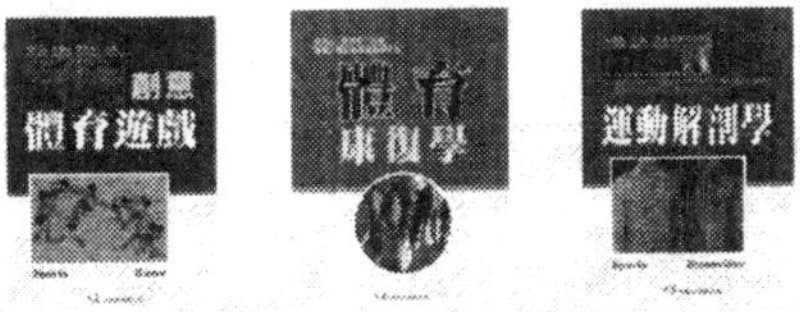

定價300元　定價350元　定價350元

運動精進叢書

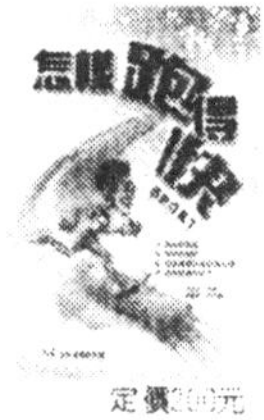

定價200元

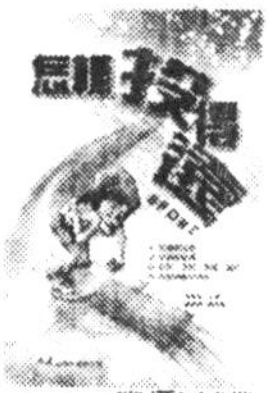

定價180元

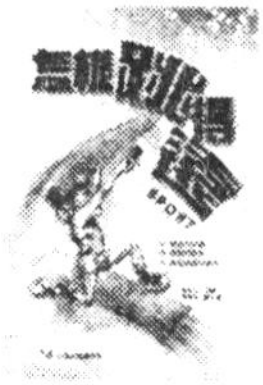

定價180元

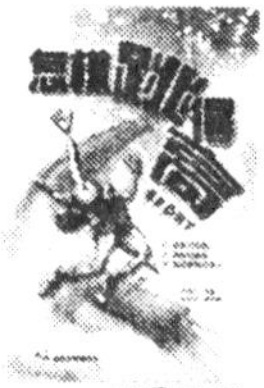

定價180元

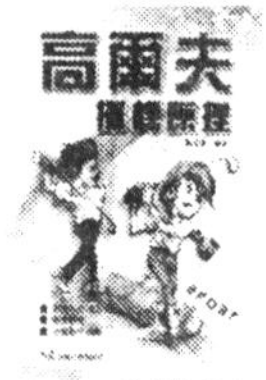

定價220元

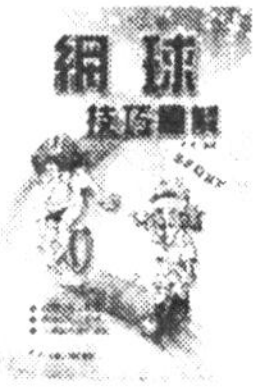

定價220元

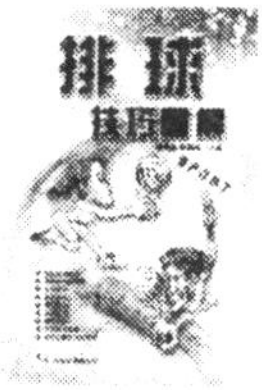

定價230元

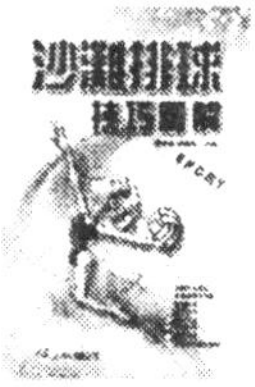

定價230元

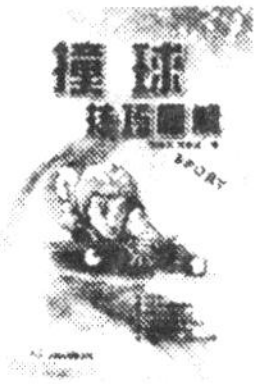

定價230元

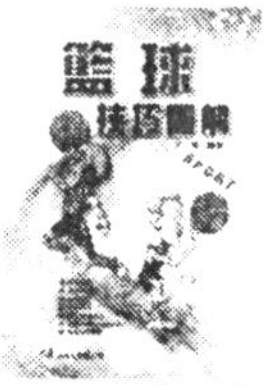

定價220元

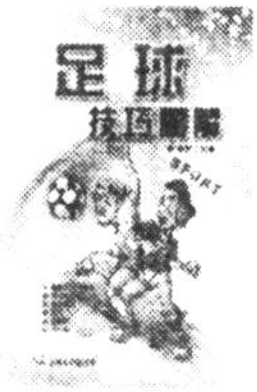

定價230元

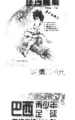

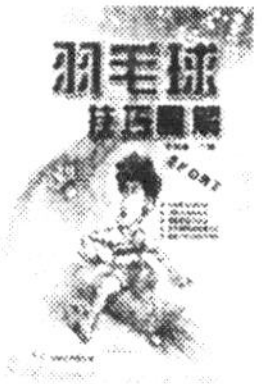

定價220元

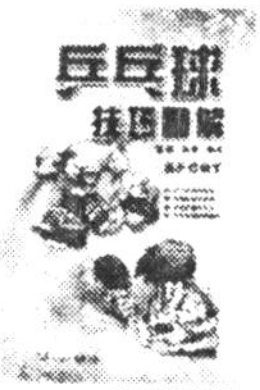

定價220元

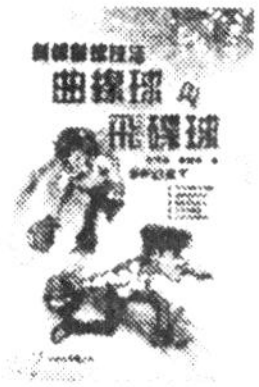

定價300元

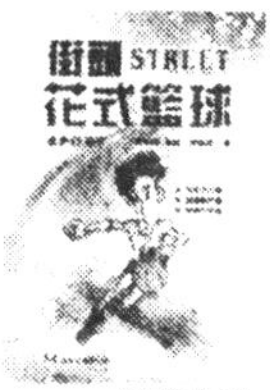

定價280元

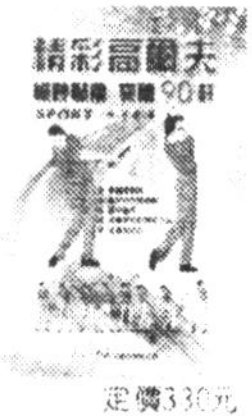

定價330元

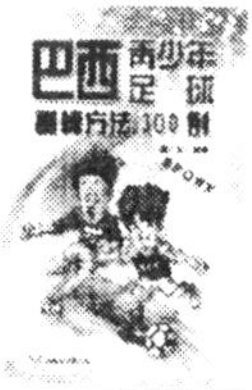

定價230元

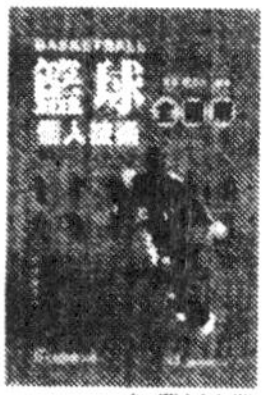

定價300元

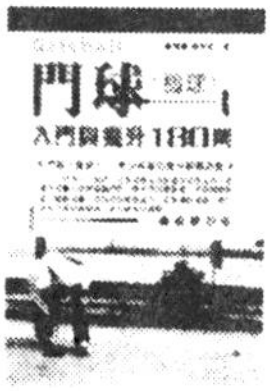

定價230元

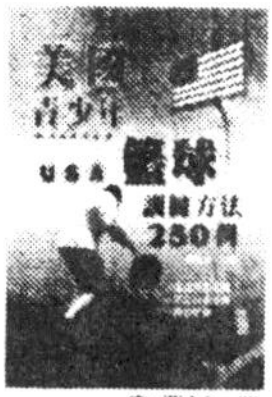

定價280元

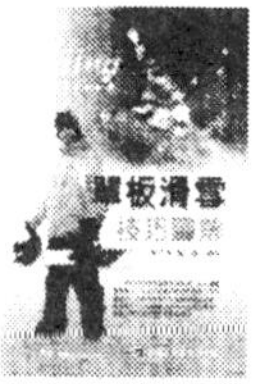

定價350元

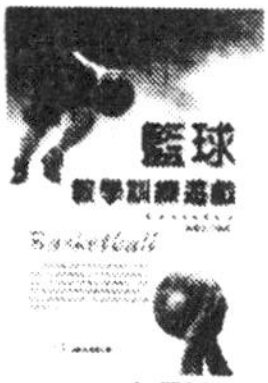

定價280元

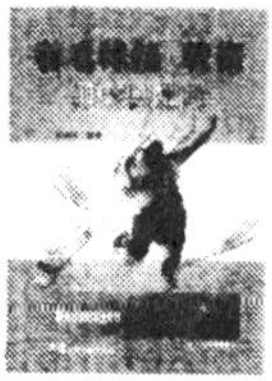
定價280元

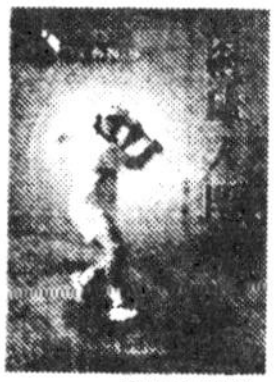
定價250元

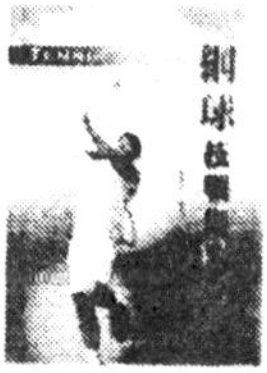

定價[illegible]元

快樂健美站

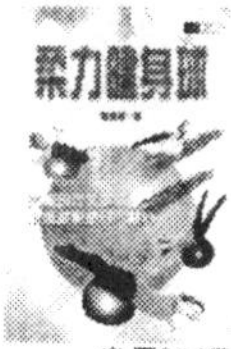

定價280元

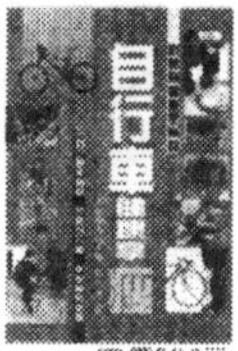
定價280元

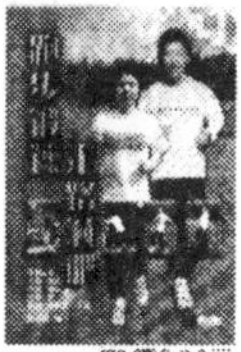
定價280元

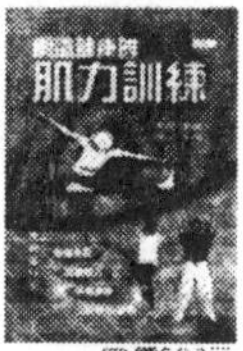

定價220元

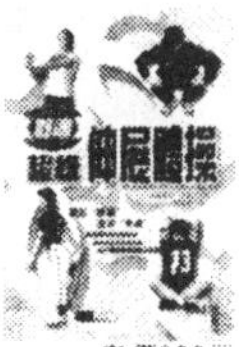

定價280元

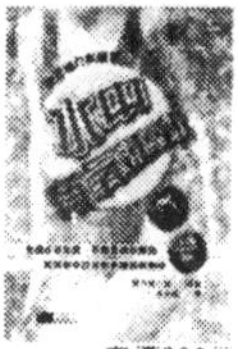
定價280元

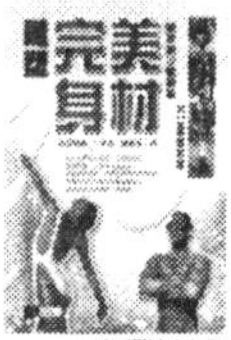

定價280元

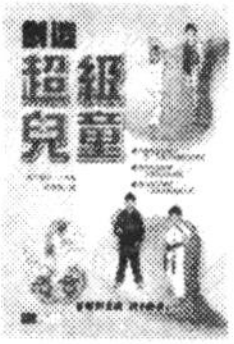

定價280元

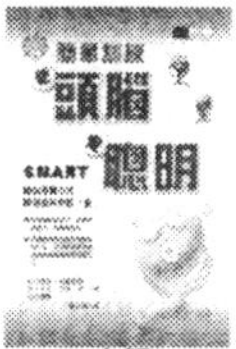

定價280元

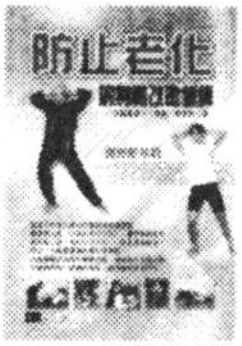

定價280元

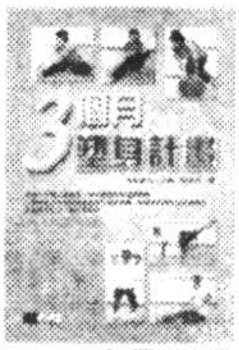

定價280元

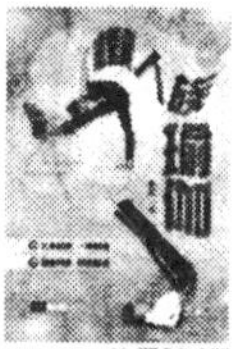

定價280元

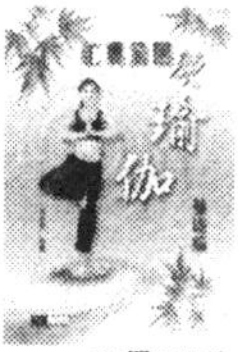

定價240元

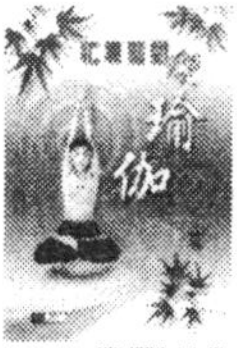

定價240元

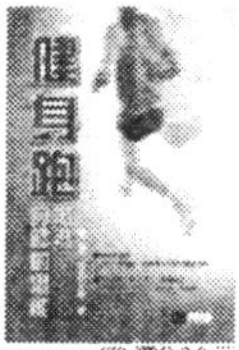

定價200元

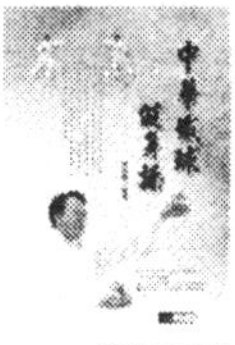
定價180元

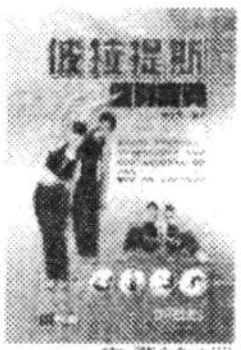
定價280元

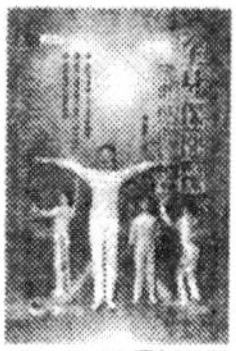
定價280元

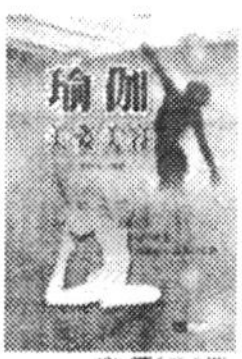

定價180元

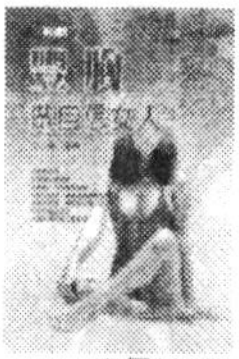
定價200元

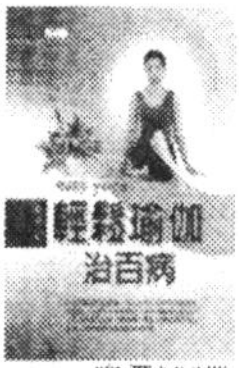

定價250元

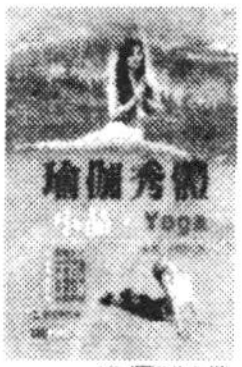

定價280元

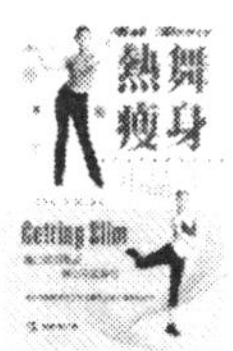

定價280元

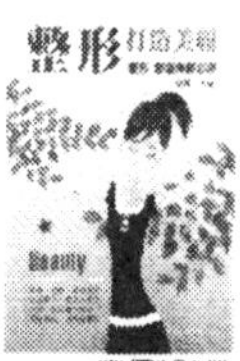

定價250元

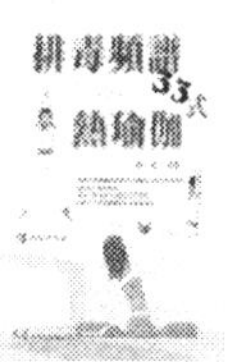

定價350元

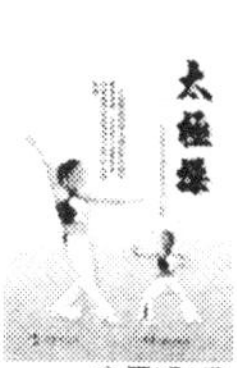

定價350元

休閒保健叢書

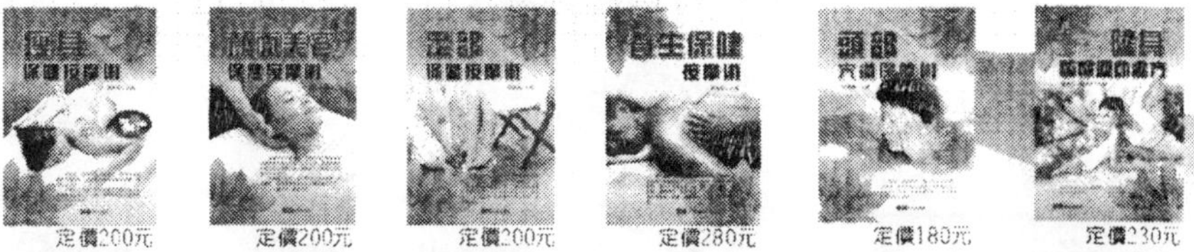

定價200元 定價200元 定價200元 定價280元 定價180元 定價230元

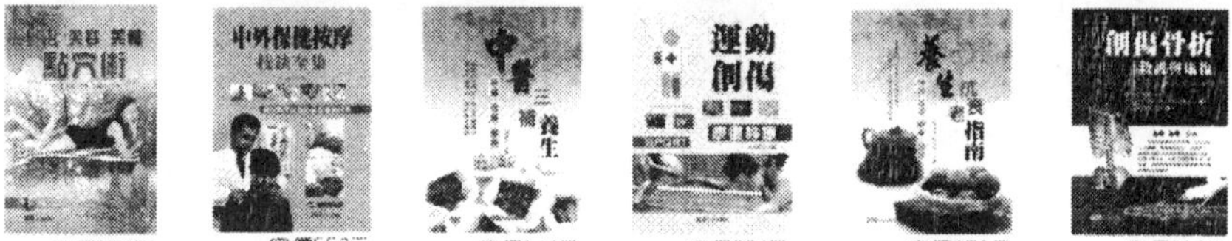

定價350元 定價550元 定價300元 定價550元 定價350元 定價220元

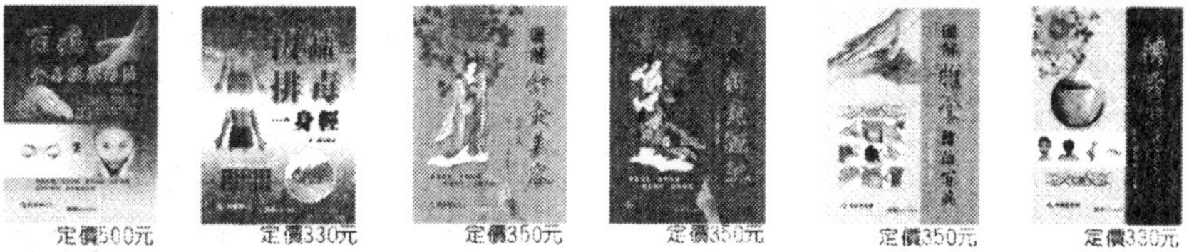

定價500元 定價330元 定價350元 定價350元 定價350元 定價330元

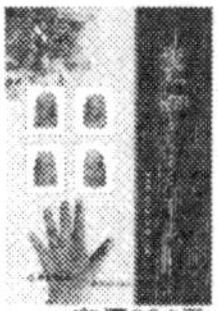

定價300元

圍棋輕鬆學

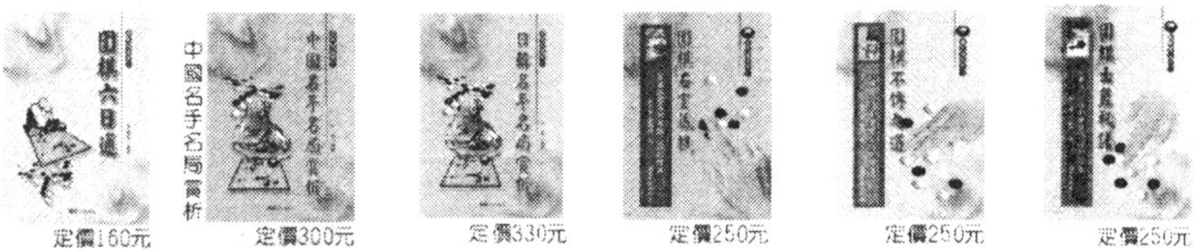

中國名手名局賞析

定價160元 定價300元 定價330元 定價250元 定價250元 定價250元

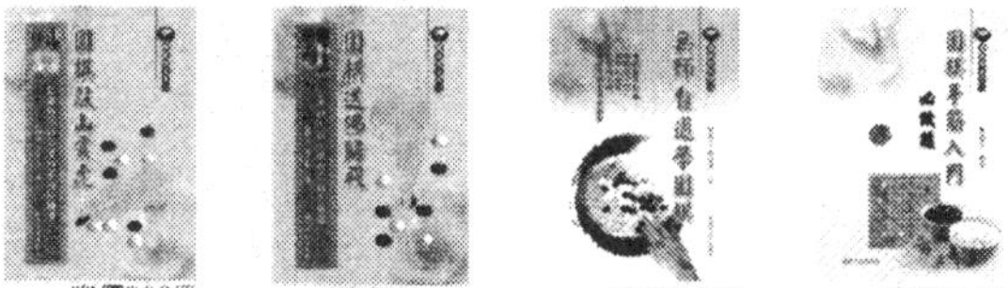

定價280元 定價280元 定價280元 定價250元

象棋輕鬆學

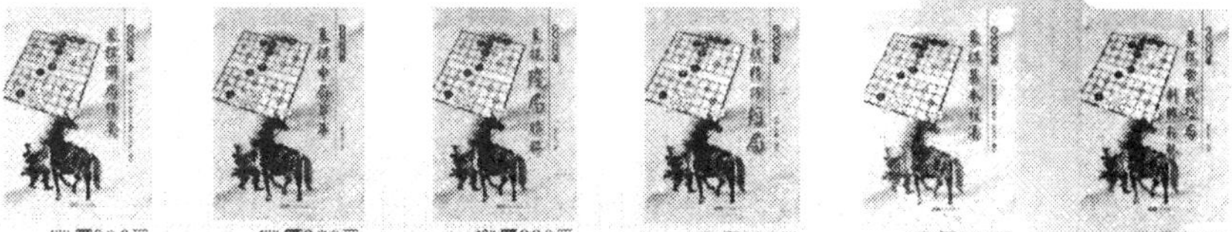

定價280元 定價280元 定價280元 定價280元 定價230元 定價450元

熱門新知

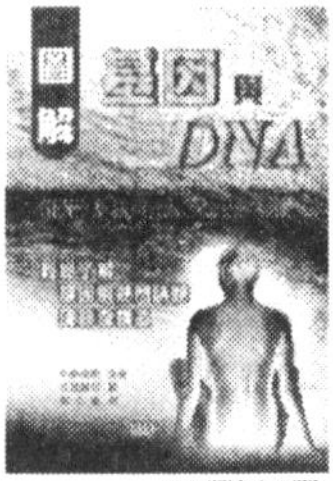

定價230元

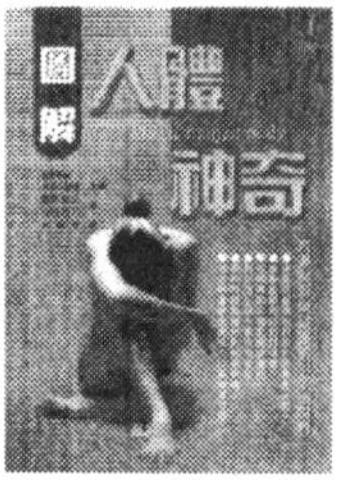

定價230元

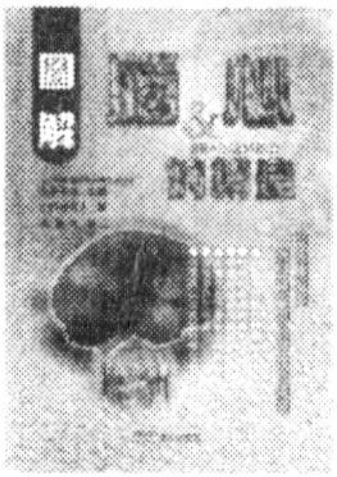

定價230元

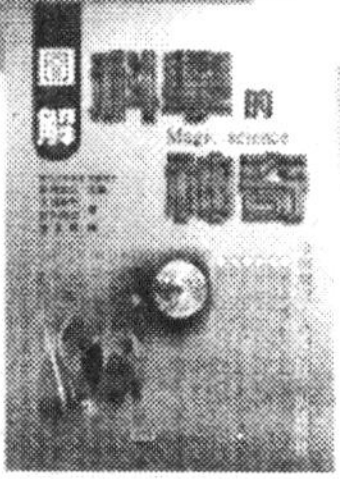

定價230元

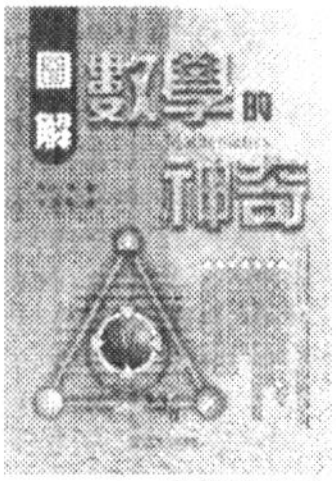

定價250元

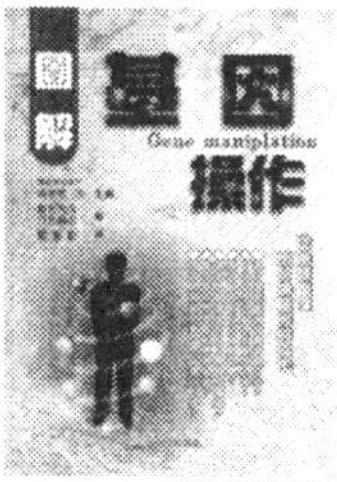

定價230元

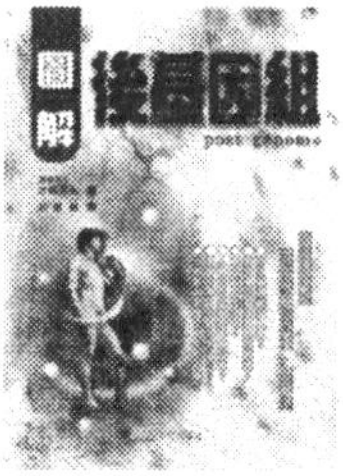

定價230元

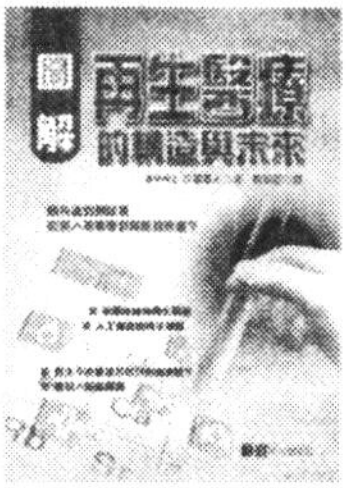

定價230元

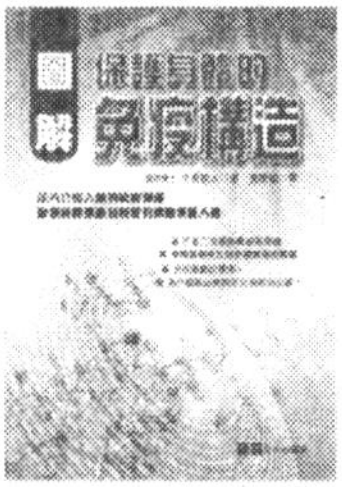

定價230元

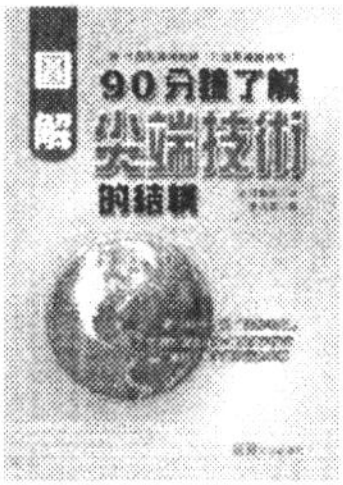

定價280元

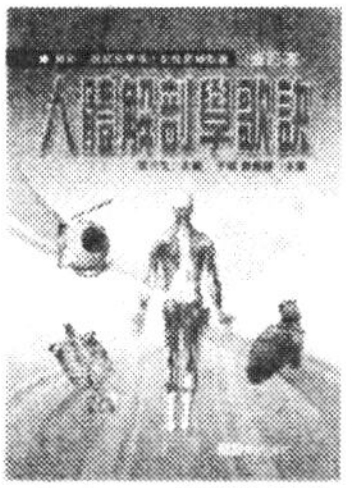

定價200元

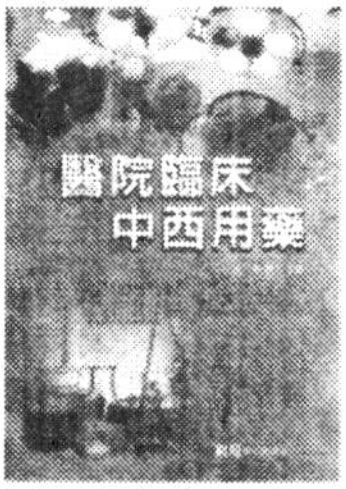

定價550元

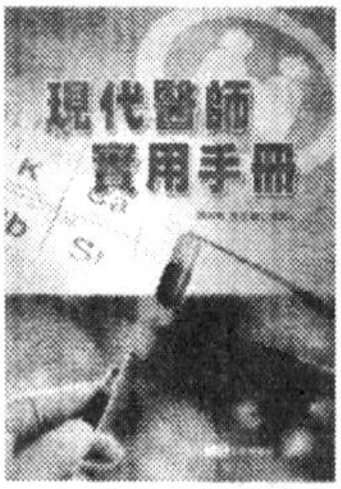

定價400元

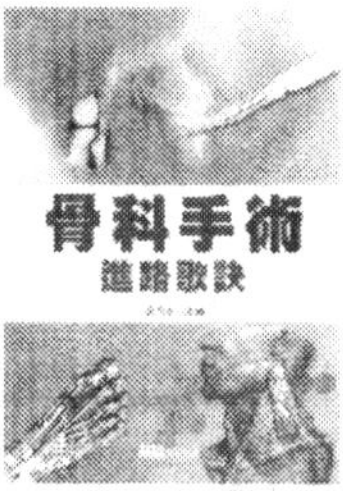

定價220元

品冠文化出版社

老拳譜新編

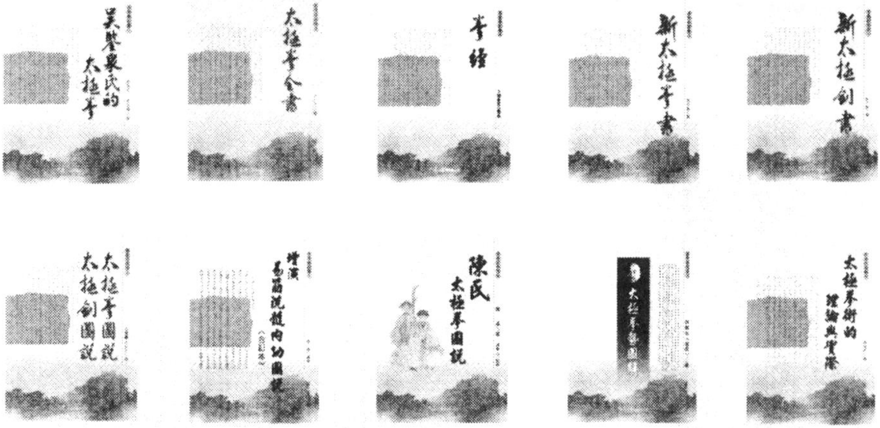
吳鑒泉氏的太極拳
太極拳全書
拳經
新太極拳書
新太極劍書
太極拳圖說
太極劍圖說
增演易筋洗髓內功圖說
陳氏太極拳圖說
太極拳術的理論與實際

武學釋典

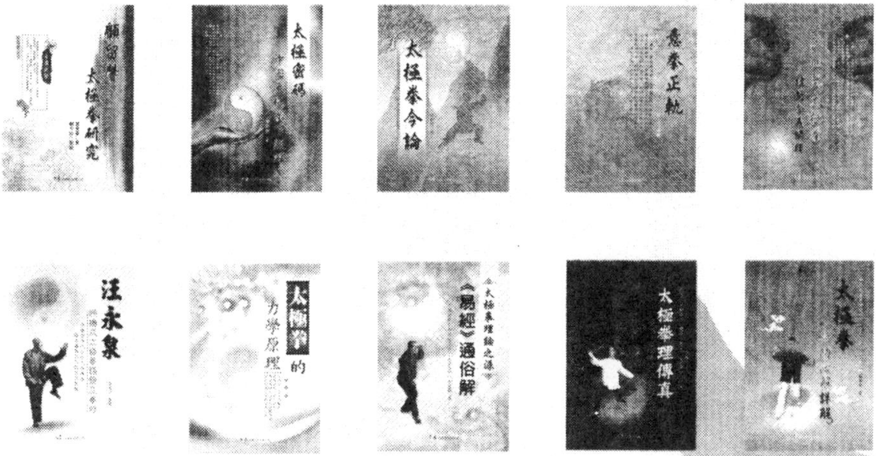
顧留馨
太極拳研究
太極密碼
太極拳今論
意拳正軌
汪永泉
太極拳的力學原理
太極拳理論之源
《易經》通俗解
太極拳理傳真
太極拳

歡迎至本公司購買書籍

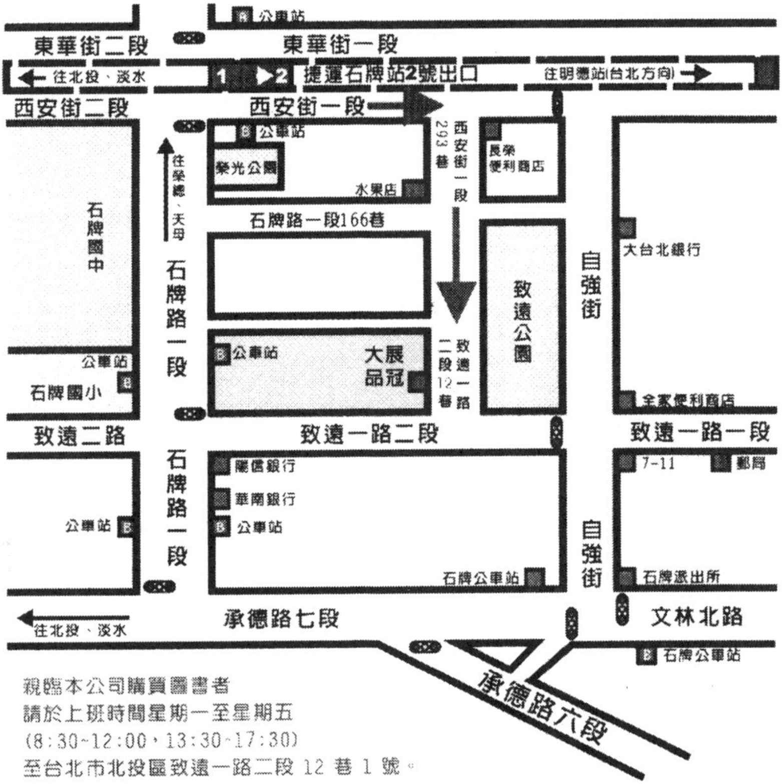

親臨本公司購買圖書者
請於上班時間星期一至星期五
(8:30~12:00，13:30~17:30)
至台北市北投區致遠一路二段 12 巷 1 號。

建議路線

1.搭乘捷運、公車

淡水線石牌站下車，由石牌捷運站 2 號出口出站(出站後靠右邊)，沿著捷運高架往台北方向走(往明德站方向)，其街名為西安街，約走100公尺(勿超過紅綠燈)，由西安街一段293巷進來(巷口有一公車站牌，站名為自強街口)，本公司位於致遠公園對面。搭公車者請於石牌站(石牌派出所)下車，走進自強街，遇致遠路口左轉，右手邊第一條巷子即為本社位置。

2.自行開車或騎車

由承德路接石牌路，看到陽信銀行右轉，此條即為致遠一路二段，在遇到自強街(紅綠燈)前的巷子(致遠公園)左轉，即可看到本公司招牌。

國家圖書館出版品預行編目資料

揉肚臍健康法／永井秋夫 著；柯素娥 編譯
－初版－臺北市，大展，1993【民 82.10】
面；21 公分－（健康加油站；48）
ISBN 978-957-557-407-9（平裝）
1.健康法　2.按摩
413.92　82008001

揉肚臍健康法

原 著 者／永井秋夫
編 譯 者／柯 素 娥
發 行 人／蔡 森 明
出 版 者／大展出版社有限公司
社　　址／台北市北投區（石牌）致遠一路 2 段 12 巷 1 號
電　　話／(02) 28236031・28236033・28233123
傳　　真／(02) 28272069
郵政劃撥／01669551
網　　址／www.dah-jaan.com.tw
E-mail／service@dah-jaan.com.tw
登 記 證／局版臺業字第 2171 號
承 印 者／傳興印刷有限公司
裝　　訂／建鑫裝訂有限公司
排 版 者／千兵企業有限公司
版權代理／宏儒企業有限公司
2 版 1 刷／2012 年（民 101 年）10 月　定　價／180 元

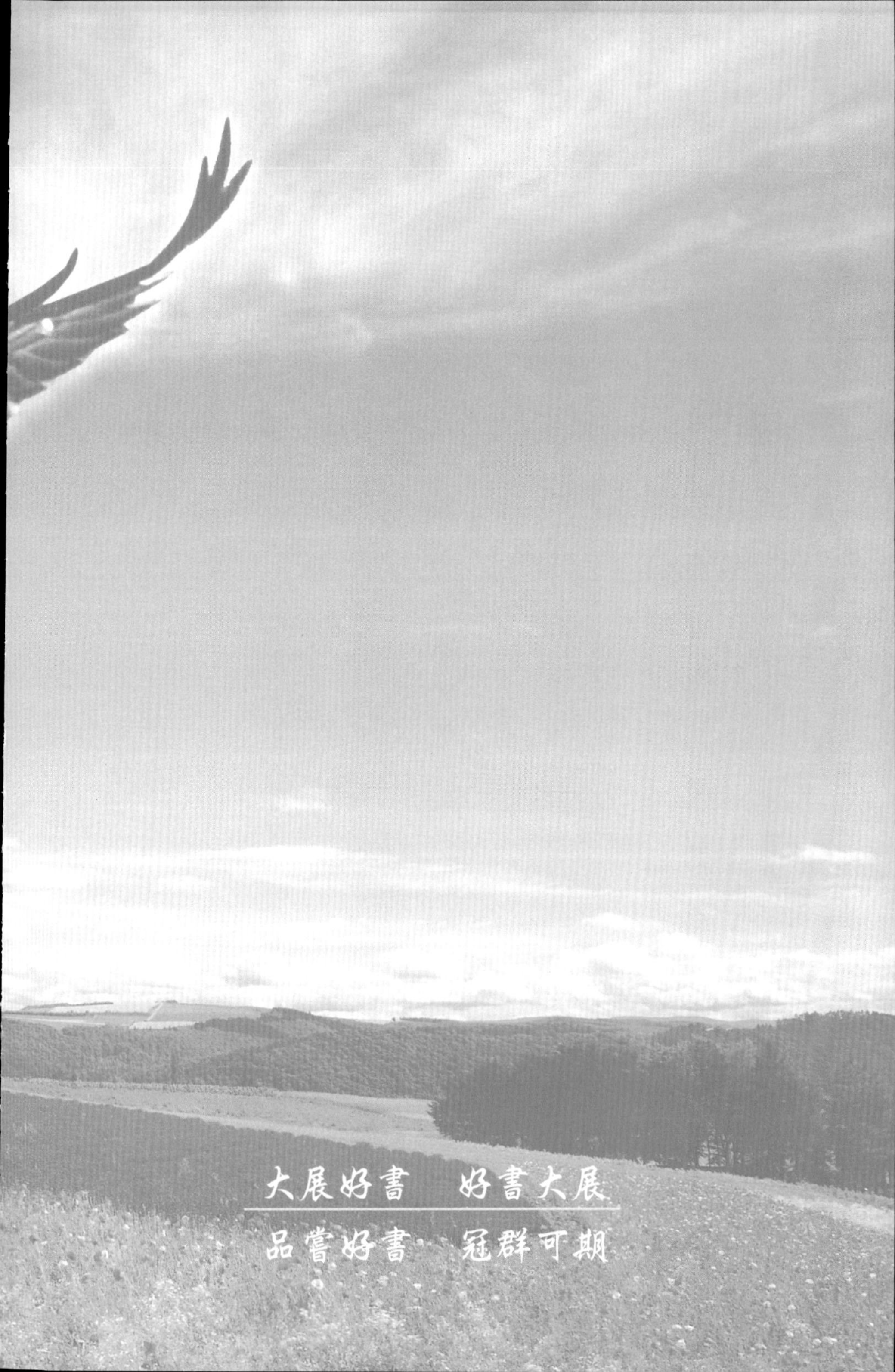
大展好書　好書大展
品嘗好書　冠群可期

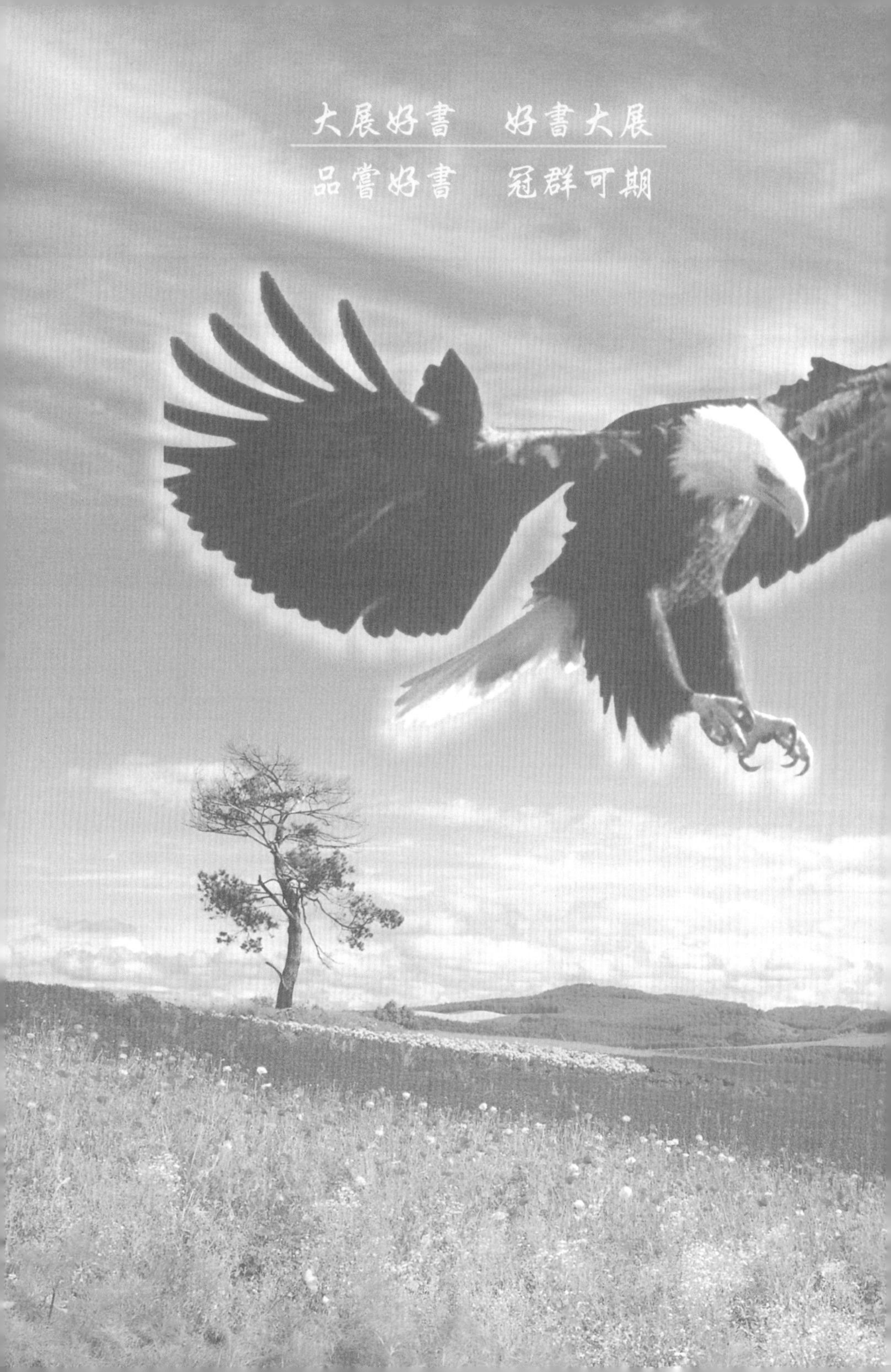
大展好書　好書大展
品嘗好書　冠群可期